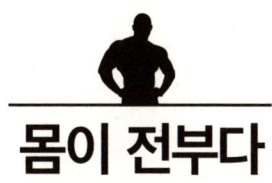

몸이 전부다

몸이 전부다

초판 1쇄 발행_ 2017년 7월 1일
초판 3쇄 발행_ 2017년 8월 21일

지은이_ 이상원
펴낸이_ 이성수
주간_ 박상두
편집_ 황영선, 이홍우, 박현지
디자인_ 고희민
마케팅_ 이현숙, 이경은
제작_ 박홍준

펴낸곳_ 올림
주소_ 03186 서울시 종로구 새문안로 92 광화문오피시아 1810호
등록_ 2000년 3월 30일 제300-2000-192호(구:제20-183호)
전화_ 02-720-3131
팩스_ 02-6499-0898
이메일_ pom4u@naver.com
홈페이지_ http://cafe.naver.com/ollimbooks

값_ 13,000원
ISBN 978-89-93027-94-5 13320

※ 이 책은 올림이 저작권자와의 계약에 따라 발행한 것이므로
   본사의 허락 없이는 어떠한 형태나 수단으로도 이 책의 내용을 이용하지 못합니다.
※ 잘못된 책은 구입하신 서점에서 바꿔드립니다.

이 도서의 국립중앙도서관 출판예정도서목록(CIP)은 서지정보유통지원시스템 홈페이지
(http://seoji.nl.go.kr)와 국가자료공동목록시스템(http://www.nl.go.kr/kolisnet)에서 이
용하실 수 있습니다.(CIP제어번호 : CIP2017014821)

사랑하는 아내 민주영에게

추천사 01

제2, 제3의 '이상원'이 나오기를

살아오면서 가장 잘한 일 3가지가 있다. 운동, 독서, 글쓰기가 그것이다. 우연히 시작한 일이지만 그것이 내 인생에 엄청난 영향을 주었고, 그 덕분에 행복한 삶을 살고 있다. 만약 운동을 하지 않았다면, 독서를 하지 않았다면, 글을 쓰지 않았다면 지금의 난 어떤 모습일까? 벌써 은퇴해서 산이나 다니며 소일하고 있을 것이다. 권태로운 일상을 살면서 각종 성인병 관련 약을 먹고 있을 수도 있다.

3가지 중에서도 가장 잘한 일을 꼽으라면 난 단연코 운동을 선택할 것이다. 젊은 시절부터 나름 운동을 좋아했다. 농구와 축구를 특히 좋아했고, 등산도 즐겨 했다. 땀을 흘리는 것, 땀을 흘린 후의 상쾌함을 알기 때문이다. 하지만 한 번도 헬스클럽에 가본 적은 없다. 내가 '경멸'했던 헬스클럽에서 운동을 시작하게 된 것은 오십견과 퇴행성 관절염 때문이다. 별로 먹은 것도 없는데 자꾸 나오는 똥배도 역할을 했다. 혈압도 높아지고 그야말로 몸에 위기가 찾아오면서 아내 손에 이끌려 헬스클럽에 등록했다. 그때부터 내 인생이 다시 한 번 바뀌기 시작했다.

좋은 코치를 만나 운동하면서 그동안 내가 해온 운동은 운동이라기보다 놀이였구나 하는 깨달음을 얻었다. 몸이 변하는 것이 어떤 것인지, 그것이 얼마나 사람의 자신감을 높여주는지, 머리에 미치는 영향이 얼마나 큰지를 배웠다. 나를 가르친 코치를 자극하여 《운동 미니멀리즘》이라는 책을 쓰게 했고, 나 또한 《몸이 먼저다》라는 체험 수기를 썼다.

나는 그때부터 지금까지 일주일에 세 번 이상 꾸준히 헬스클럽에 가서 운동을 하고 있다. 내가 운동하는 가장 큰 이유는 '행복'을 위해서다. 운동을 마치고 나서 샤워하고 길을 걸으면 온 세상이 내 것 같은 기분이 든다. 정말 몸이 먼저다.

올해 초에 이 책의 저자인 이상원 대표가 나를 찾아왔다. 《몸이 먼저다》를 읽고 몸을 바꾸었다고 했다. 척 보기에도 참 좋은 몸을 가졌다는 것을 알 수 있었다. 저자는 어릴 때부터 뚱뚱했고 40대 중반이 되어 더 이상 이렇게 살 수 없다는 생각에 몸 만들기를 시작했다. 6개월간 몸을 만들고 나서 스튜디오에서 찍은 멋진 사진을 이전 사진과 함께 보여주었다. SNS에 사진을 올렸더니 지인들이 어떻게 그런 몸을 만들었느냐고 궁금해하며 많은 관심을 나타내어 이 기회에 책을 써보고 싶다는 말도 했다. 나는 내 책을 읽고 동기부여를 받아 운동을 시작하고 몸을 바꾸었다는 이야기에 크게 감동했다. 당연히 쓰면 좋겠다고 말해주었는데, 3주 만에 초고를 써서 내게 보내왔다. 대단한 실행력이 아닐 수 없다.

저자를 보면서 큰 보람을 느낀다. 누군가가 내가 쓴 책을 보고 결심을 하고, 행동으로 옮겨 몸을 변화시키고, 책을 썼다는 사실 자체가 내게는 큰 기쁨이다. 이게 바로 책의 힘일 것이다. 나는 이 책이 또 다른 사람들에게 영향을 주어 제2, 제3의 '이상원'이 나왔으면 좋겠다. 나중에는 그런 사람들과 커뮤니티를 만들어 주기적으로 생각과 노하우를 공유하고, 몸의 변화를 원하지만 제대로 안 되는 사람들을 위한 코치 역할을 하고 싶다.

이 책을 보며 '사람은 책을 만들고 책은 사람을 만든다'는 말을 절감한다. 모두가 자신의 몸을 만들어 더 건강하고 활기찬 삶을 찾기를 기원한다.

한스컨설팅 대표
한근태
《몸이 먼저다》 저자

추천사 02

당신은 행복할 권리가 있다

　이 책은 평생 머리와 입으로만 살아온 저자가 운동하면서 느낀 기쁨과 행복을 쓴 책이다. 그 기쁨과 행복을 더 많은 사람들과 공유하고 싶어 하는 저자의 의도를 책 곳곳에서 읽을 수 있다.

　부와 권력은 세상을 내 마음대로 움직일 수 있게 해주는 힘이라고 할 수 있다. 사람들이 부와 권력을 좇는 본질적 이유도 이 때문일 것이다. 하지만 몸은 어떤가. 자신의 몸을 마음대로 할 수 있는 사람이 얼마나 되는가. 고학력, 고소득, 고위직을 자랑할 만한 사람들 중에서도 몸으로부터 자유로운 사람은 찾아보기 쉽지 않은 것이 현실이다.

　독서가 정신의 자유를 준다면, 운동은 육체의 자유를 준다. 꾸준히 운동하면 내 몸을 내 마음대로 할 수 있는 수준에 도달한다.

그런데도 많은 사람이 실패한다. 굳은 결심으로 운동을 시작하지만 원하는 결과를 얻지 못하는 경우가 대부분이다. 이유가 뭘까?

운동은 그냥 한다고 운동이 되는 것이 아니다. 많이 움직인다고, 땀을 뺀다고 운동의 목적을 달성할 수 있는 것이 아니다. 열심히 운동한다고 했는데도 별다른 변화를 느끼지 못하게 되는 것은 올바른 방법으로 운동하지 않았기 때문이다. 일반인의 운동은 운동선수의 운동과는 다른 방식으로 해야 한다. 또한 자신의 몸 상태에 맞게 해야 한다.

이 책의 저자는 운동을 전문적으로 해온 사람이 아니다. 40대 중반, 우연한 기회에 운동을 시작했다가 좀 더 잘해보기 위해 노력하고, 적지 않은 시행착오를 거치며 배우고 익히는 과정을 통해 마침내 자신의 몸을 만들어내는 데 성공했다. 그 과정에서 느끼고, 깨달은 사실들을 정리한 이 책이 운동을 어려워하는 일반인들에게 더 가깝게 다가가리라고 믿는다.

나는 40대 후반에 운동을 시작했다. 동기부여 차원에서 색다른 도전도 해보았다. '2015 맨즈헬스 쿨가이'에 참가했고, '2016 머슬마니아 모델 클래식'에서는 우승의 기쁨도 맛보았다. 지금은 운동이 너무도 당연한 내 삶의 일부가 되었고, 몸 만들기를 사회적으로 확산시키기 위한 시도도 하고 있다.

사실 이 책의 저자와 나는 서울대학교 법과대학 선후배 사이다. 운동과는 거리가 먼, 머리로만 살아왔다고 해도 과언이 아닌 사람들이다. 그런 사람들이 몸의 중요성을 깨닫고 운동을 통해 몸을 만들었고, 새로운 삶을 살아가고 있다. 우리와 함께 몸을 만들어가는 사람이 늘어나기를 바라는 마음으로 이 책을 권한다. 운동에 대한 저자의 통찰과 열망, 나와 저자가 공유하고 있는 기쁨과 행복을 독자 여러분도 충분히 맛볼 수 있을 것이다.

교육 전문가, 방송인
민성원

머리말

다행이다, 좀 늦었지만

   2016년 6월, 40년 넘게 뚱뚱하게 살아오다가 더 이상은 안 되겠다는 생각에 몸을 만들기로 결심했다. 6개월 후, 처음 계획한 대로 나름 멋진 몸을 만드는 데 성공했고 식스팩이 선명한 보디프로필 사진까지 찍었다. 그런데 조금 당황스러웠다.

   식스팩을 만들고 나면 매일 몸에 달라붙는 옷을 입고 자랑하며 다닐 줄 알았는데 그런 마음이 들지 않았다. 물론 처음 며칠 동안은 프로필 사진을 보여주며 지인들에게 자랑하기도 했지만, 곧 그만두었다. 시시해져서가 아니다. 몸만 바뀐 게 아니라 인생에 대한 생각들이 바뀌었기 때문이다.

   책을 쓰기로 했다. 무엇보다 몸을 만드는 과정에서 깨달은 점들을 공유하고 싶어졌다. 식스팩이 아니라 몸의 변화가 가져온 새로운 인생의 깨달음을 나누고 싶었다. 혼자만 알고 있기에는 너무 아까웠다. 사람들이 궁금해하는 성공 비결도 함께 다루었다. 특히 수많은 도전과 실패를 경험한 사람들이 공감할 수 있는 내용에 초점을 맞추었다.

이 책은 '6개월 만에 식스팩 만드는 법' 같은 지침서가 아니다. 구체적인 운동법이나 식단 조절법은 이야기하지 않는다. 운동과 식단 조절을 왜 시작했는지, 도전하면서 무엇을 느꼈는지, 어떤 마음으로 끝까지 완주해서 원하는 결과를 만들어낼 수 있었는지 등에 관한 이야기를 다루었다. 성별과 나이, 직업에 관계없이 몸을 바꾸는 시간을 통해 진짜 자기 인생을 살고 싶은 모든 분들에게 소중한 동기와 용기를 선물해줄 것이라고 믿는다.

몸을 바꾸면서 분명히 깨달은 사실이 하나 있다. 내가 뭘 못하는 것이 아니라 '잘할 때까지 오래, 꾸준히' 해본 기억이 별로 없다는 것이었다. 과거에 직장생활을 할 때에도 명확한 꿈과 목표를 가지고 실력을 키우겠다는 마음으로 맡은 일에 끝까지 최선을 다하지 않았다. 변덕스러운 마음으로 팀을, 회사를 옮겨 다녔다. 꽤 오랫동안 끈질기게 노력해서 목표를 이룬 경우는 서울법대 입학이었다.

사실 나는 초·중·고 시절에 뛰어나게 공부를 잘하는 편이 아니었다. 사춘기에 어떤 계기로 마음을 다잡고 공부하기 시작하여 서울 법대를 목표로 조금씩, 꾸준히 성적을 올려 원하는 바를 이루게 되었다. 이제는 무엇이든 잘할 때까지 오래 할 수 있다는 자신감이 생겼다.

영국의 유명 극작가 조지 버나드 쇼의 묘비에는 다음과 같이 적혀 있다고 한다.

"우물쭈물하다 내 이럴 줄 알았지."

만약 내게 1년 전의 결심이 없었더라면, 죽을 때까지 이 말을 떠올리며 뭔가 개운하지 않은 인생을 살았을지 모른다. 다행이다. 몸을 만들었듯이 앞으로는 다른 일에서도 우물쭈물하거나 가치 있는 일을 쉽게 중도에 포기하지 않을 것이다.

이 책을 읽는 모든 분들이 '다행이다'라는 말을 할 수 있게 되기를 바란다. 망설이지 말고, 오래, 꾸준히 하시길.

2017년 6월
이상원

차례

추천사 01 제2, 제3의 '이상원'이 나오기를   4
추천사 02 당신은 행복할 권리가 있다   8
머리말 다행이다, 좀 늦었지만   11

워밍업 몸을 바꾸려고 했는데, 인생이 바뀌었다!   21

1세트
아까운 내 청춘!

'살로우만'이라 불린 아이   29
나는 어떻게 살이 쪘나 | 몸도 힘들고 마음도 힘들고

부모님을 슬프게 만들다   34
내가 싫어한 건 쇼핑이 아니었다 | 가족을 슬프게 한 병역 면제

남자의 말 못할 고민   38
여유증 수술을 고민하다 | 오십견 환자의 눈물

살은 찌고 또 찌고   43
옆으로 자라는 몸 | 성공은 잠깐, 몸은 더 망가지고

2세트
드디어, 몸을 바꾸다

아빠, 뱃살 좀 빼지? 53
우연히 시작된 운동 | 체지방의 충격

뭐지, 이 좋은 예감은? 59
어라? 여긴 뭔가 다르네! | 회원님은 해내실 것 같아요

그럼 그렇지, 쉬울 리가 있나 64
따라주지 않는 몸 | 이놈의 식단 조절

그래도 포기할 순 없다 68
지친 나를 견디게 해준 것들 | 달콤한 당근, 자신감이 생기다
미지의 세계에서 현실의 세계로

내 몸무게는 철봉이 안다 75
장학금보다, 성과급보다 더 큰 기쁨 | 식스팩에 필요한 건 더하기가 아닌 빼기 | 되찾은 나의 가슴

고지가 보인다! 83
60대 체력에서 20대 체력으로 | 새로운 활력소, 태닝과 왁싱

마지막 고비를 넘어 89
월화수 주꾸미, 목금토 호박고구마 | "난민 같다" "감사해요"

나, '모델님'이야 95
청바지가 쏙~ 들어왔다! | 명예의 전당에 오르다

6개월 만에 다시 태어나다 101
무엇이 그들을 깜짝 놀라게 했을까? | 몸 만들기가 안겨준 가장 큰 선물

3세트
바꾸니 좋더라

음식이 더 맛있어지다   107
자유로운 식사 | 인생은 살이 쪘을 때와 안 쪘을 때로 나뉜다

어, 돈이 굳네?   112
운동은 무조건 남는 장사 | 긁기만 하면 당첨되는 복권

시간의 지배자가 되다   117
시간의 지배자는 제일 먼저 운동한다 | 부러워하면 닮아간다

친구가 늘어나다   122
민성원 학습컨설턴트, 머슬마니아 챔피언 | 최시훈 배우, 머슬마니아 월드챔피언
박광태 의류회사 CEO | 기원빈 로드FC 선수

몸을 바꾸니 마음도 바뀌다   134
나라는 '인간'을 바꾸다 | 감사하고 겸손해지고 | '뭣이 중헌지'를 깨닫다

4세트
이번엔 뭐가 달랐을까?

사진으로 꿈꾸다   145
보물지도, 진짜 좋았어요! | 너의 꿈을 잊지 마~ '포토버킷'

모호한 목표는 목표가 아니다   152
모호한 목표는 100% 실패한다 | 가장 확실한 다이어트 비결

생생하게 꿈꾸다   157
불변의 성공 법칙은 하나 | 꿈이 현실이 될 때 '싱크로니시티'
견디기 힘든 짠맛의 유혹

정보의 양이 달랐다   164
피가 되고 살이 빠지는 책 | 보기만 해도 알게 되는 동영상
좋은 트레이너는 어떤 사람?

개념을 달리하다   175
뺄 것만 빼라고! | 체중은 문제가 아니다! | 살 빼는 운동이 아니라 근육 키우는 운동을 | 죄수처럼 운동하라

5세트
덤으로 깨달은 인생

정리해야 가벼워진다 187
버리고, 제자리에 놓고, 쓸고, 닦아라 | 체지방은 정리하고, 근육은 정돈하라 | 삶에서 제거해야 할 것들

머리보다 몸이다 193
서울법대생의 후회 | 후반전을 기대하게 만드는 하프타임의 몸 만들기 | 개인의 생산성을 높이는 최선의 방법

의지력만으로는 안 된다 200
강렬한 유혹에 넘어간 실패의 기억들 | 마음만 먹지 말고 몸이 기억하게 하라

루틴이 성공을 이끈다 205
1만 시간의 법칙보다 중요한 것은 '의식적인 연습' | 박진영의 '지전전전립 비면현영운창' | 이치로가 반드시 '아내의 카레'를 먹는 까닭은 | 루틴이 위력을 발휘하려면

고수는 단과 련의 산물이다 213
많이 하면 쉬워지고, 쉬워지면 경지에 오른다 | 가장 소중한 단련의 기회는 바로 지금!

천하의 근본은 수신 219
세상을 바꾸고 싶다고? | 19대 대통령선거 유감

정리운동   보다 가벼운 세상을 위하여 225
　　　　　　함께 하실래요? 229

워밍업

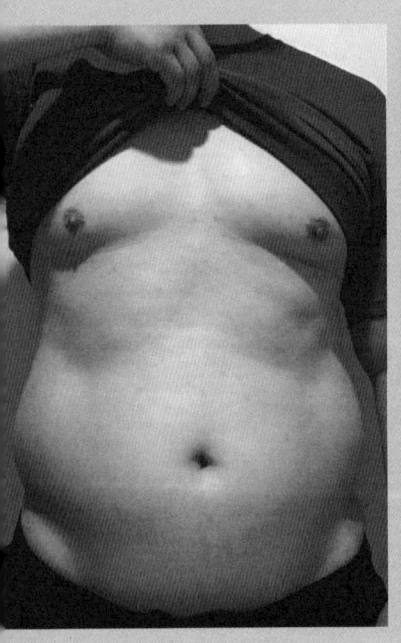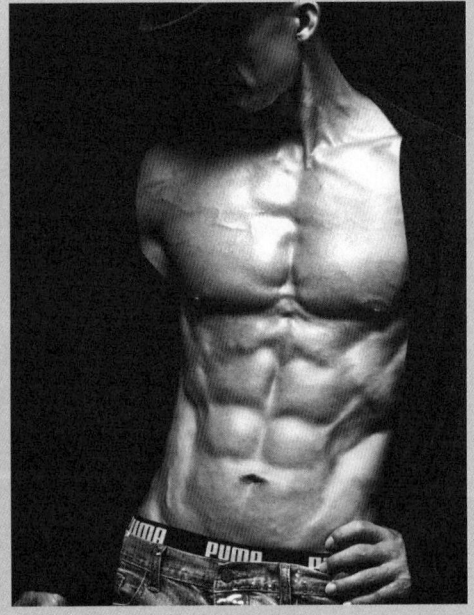

몸을 바꾸려고 했는데, 인생이 바뀌었다!

사진에서 왼쪽은 2016년 6월 11일 운동을 시작하면서 촬영한 것이고, 오른쪽은 6개월 후인 12월 18일에 촬영한 것이다. 몸무게 90kg대의 배불뚝이 중년이 6개월 만에 60kg대로 살을 빼고 식스팩을 만든 것이다. 사진을 본 지인들은 "대단하다!", "이게 가능해?", "연예인들이나 하는 건 줄 알았는데, 일반인도 가능하구나!"라며 난리였다. 태어나서 처음 받아보는 스포트라이트였다.

어릴 때부터 통통한 몸으로 살았고, 직장생활과 결혼생활을 하면서 지겹도록 다이어트를 반복했지만 나이를 먹으면서 살은 점점 더 쪄갔다. 만나는 사람들로부터 "요즘 살 찌네?" 소리를 들을 때마다 짜증은 났지만 뾰족한 방법이 없었다. '좀 빼야 하는데…' 생각뿐이었다.

2016년 초여름 어느 날, 눈에 넣어도 아프지 않을 둘째 딸아이가 갑자기 한마디 던졌다.

"아빠, 뱃살 좀 빼!"

아, 이건 좀 쎘다!

체성분 측정을 해봤다. 몸무게 앞자리 수가 태어나서 처음으로 '9'자로 바뀌어 있었다. 더 이상 미룰 수 없었다. 몸 만들기에 도전하기로 결단을 내렸다. 결단, 그때까지 여러 번 해봤지만, 이번에는 뭔가 느낌이 달랐다. 6개월 동안, 결단만큼이나 과정도 이전과는 달랐다.

'아, 나도 할 수 있구나!'

6개월 후, 몸무게 앞자리 수가 '6'자로 바뀌어 있었다. 대학 시절 이후 처음이었다. 식스팩 선명한 보디프로필 사진까지 찍는 데 성공했다. 지옥과 천당을 왔다갔다 한 감격에 SNS의 프로필 사진들을 바꾸고 포스팅도 하고, 만나는 사람마다 사진을 보여주며 자랑도 했다. 반응이 기대 이상이었다. 다들 부러워하면서 비결을 물었다. 어떤 이는 책을 내보라고 권하기도 했고, 실제로 한 출판사로부터 제안을 받기도 했다.

어릴 때 별명이 '살로우만'이었을 정도로 뚱뚱했던 나. 대학에 들어가자마자 처음으로 시도했던 일이 다이어트였던 나. 시도와 실패를 얼마나 반복했는지 기억도 안 나는 나. 그런 내가 이번에는 무슨 비결로 성공할 수 있었을까?

우연히 시작했던 다이어트. 살이 빠지고 배에 식스팩이 새겨지니까 신기했다. 달리기도 오래 할 수 있게 되고 푸시업도 쉬워지니까 신기했다. 작아서 못 입던 옷이 헐렁헐렁해지고 옷을 입으면 맵시가 나니까 신기했다. 그저 신기하고 즐거웠지, 책을 낸다고는 꿈에도 생각하지 못했었는데 어떻게 여기까지 오게 되었을까? 역시 신기하다.

사람에게는 좋은 것을 널리 알리고 싶은 본능이 있다고 한다. 책을 써야겠다고 결심한 것도 '이 좋은 것'을 나만 알고 있을 수는 없다는 생각에서였다. 잠깐 동안의 일상적인 만남이나 SNS 등의 한정된 공간에서 공유하기에는 분위기도 만들어지지 않았고 전해주고 싶은 내용들이 많았다.

꿈을 잊어버리지 않기 위해 직접 앱을 개발해서 활용했던 일, 배수의 진을 치는 심정으로 보디프로필 촬영 예약부터 했던 기억, 책과 영상들을 찾아보며 트레이너와 함께 전심전력을 다 하던 시간들 등 실패의 연속이었던 과거와는 달리 이번에 성공적으로 몸을 만들 수 있었던 비결들을 정리했다. 써놓고 보니 기존의 다이어트 책에서 이야기하는 내용들과는 다른 점이 많다. 어느 쪽이 맞다(right) 혹은 틀렸다(wrong)가 아니라 양쪽이 다르다(different). 이미 알고 있는 내용에 추가해서 활용해도 도움이 될 것이고, 다이어트 결심을 하기 전에 알아두면 훨씬 더 좋을 것이다.

유난히 더웠던 2016년 여름, 나는 간절한 꿈 하나에 푹 빠져서 더운 줄 모르고 지냈다. 육체적인 변화 못지않게 정신적으로도 크게 성장한 것 같아 뿌듯하고 감사하다. 본문에서 몸을 바꾸니 좋은 점, 몸을 바꾸면서 깨달은 인생에 대해 간단하게 정리했지만, 독자들 스스로 직접 경험해보면 그 이상의 보람이 있을 것이라 확신한다. 진정한 성공은 간절히 꿈꾸고 노력하는 과정에서 얻는 부상(副賞) 같은 것이라는 생각이 든다. 몸을 바꾸려고 했는데, 인생이 바뀌었다.

내 인생의 책 《몸이 먼저다》와 저자 한근태 박사가 아니었다면 이 책은 시작도 못했을 것이다.

'사람은 책을 만들고, 책은 사람을 만든다'라는 말이 있다. 몇 년 전 서점에서 특이한 제목에 끌려 우연히 집어 든 책 한 권이 내 인생을 완전히 바꿔놓았다. 바로 실천에 옮기지는 못했지만 여러 번 읽으면서 많은 동기부여를 받았고, 오래 걸린 만큼 단단하고 간절한 꿈을 키울 수 있었다. 부디 독자들은 바로 실천에 옮겨서 달콤한 결과를 보다 오래 누리기를 바란다.

"《몸이 먼저다》의 주제를 살리고 개인적인 경험을 추가해 책을 쓰고 싶습니다"라고 제안을 드렸을 때, 흔쾌히 허락해주시고 격려해주신 한근태 박사에게 깊은 감사를 드린다. 시종일관 특유의 긍정 에너지와 전문성으로 응원해주시고 안내해주셨기에 책을 시작하고 완성할 수 있었다. 졸고가 한 권의 책으로 태어날 수 있게 도움을 아끼지 않은 올림 식구들에게도 감사를 전한다.

개인적으로 존경하고 인생의 멘토로 모시고 있는 《백년을 살아보니》의 저자 김형석 교수가 《예수》의 맺음말에 적으셨던 말을 같은 마음으로 인용한다.

"자신의 저서에 만족하는 사람은 많지 않다. 독자에게 작은 도움이라도 된다면 감사할 뿐이다."

1세트

아까운 내 청춘!

사람들은 대부분 나이를 먹어가면서 지난 세월을 아쉬워하기도 하고 그리워하기도 한다. 아쉬움이든 그리움이든 소용없는 일인 걸 알면서도 피하지 못한다. 나도 마찬가지다. 아쉬운 일도 많고 그리운 일도 많았지만, 이미 지난 일 좋게 생각하면서 앞으로나 잘 살자 생각하는 편이다.

다만 어린 시절 뚱뚱한 몸 때문에 생긴 안 좋았던 기억과 상처들은 쉽게 잊혀지지 않고 오래 남아 나를 괴롭힌다. 다른 일들은 그냥 그랬지 하면서 웃어넘길 수 있지만, 실제로 일상생활에 지장을 받거나 자존감이 낮아질 정도로 문제가 생겼던 일들은 쉽게 잊히지가 않는다. 지난 일에 만약이라는 가정은 의미가 없다고 하지만 가끔 이런 생각이 든다.

'만약 지금 내가 깨달은 사실들을 조금이라도 일찍 깨달았더라면, 날씬하고 건강한 몸으로 살 수 있었다면, 누군가가 깨달을 수 있도록 자극을 주고 도움을 줬더라면 어땠을까?'

'살로우만'이라 불린 아이

　방송인 이휘재 씨가 지금과는 달리 통통했던 어린 시절의 사진을 공개하면서 별명이 '살로우만'이었다고 밝혀 많은 사람들이 깜짝 놀랐던 적이 있다. 살로우만은 1970~1980년대에 아이들이 도시락 반찬으로 아주 좋아하던 소시지의 상품명이다. 그때는 밀가루 함량이 높은, 핑크색 색소를 첨가한 소시지가 많았는데, 살로우만 소시지는 돼지고기를 많이 넣었다는 것을 강조하기 위해서인지 로고에 귀여운 모습의 돼지를 등장시켜 큰 인기를 끌었다.
　그 기사를 보면서 내 어린 시절이 떠올랐다. 그 시절 뚱뚱했던 아이들의 별명은 거의 예외 없이 살로우만이었다. 이휘재 씨 이상으로 뚱뚱했던 나의 별명도 당연히 살로우만이었다. 동네에서 친구들이나 형들이 "야~ 살로우만~" 하고 부르면 당연히 기분이 좋

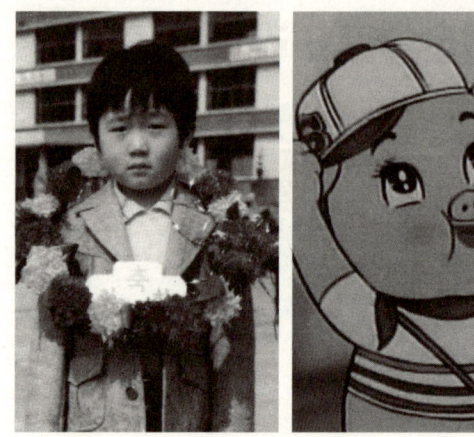

초등학교 입학 때 사진과 살로우만 소시지 캐릭터

지 않았다. 참다 참다 싸움을 하기도 했다. 빨리 사라졌으면 하는 나의 바람과 달리 살로우만 소시지는 꽤 오랫동안 인기를 끌었고, 내 별명도 오래오래 나를 괴롭혔다.

나는 어떻게 살이 쪘나

나의 어린 시절은 먹을 것이 넉넉하지 못했다. 못 먹어서 그랬는지 뚱뚱한 아이들이 지금처럼 많지는 않았다. 그런데도 나는 왜 살이 쪄서 살로우만이 되었던 걸까?

아버지는 아이스크림을 도매점에서 소매점으로 공급해주는 일을 하셨다. 아버지 덕분에 나는 아이스크림을 냉장고에 쌓아두고 실컷 먹을 수 있었다. 아이스크림은 고사하고 하드나 쭈쭈바라도 하나 먹고 싶으면 엄마에게 "오십 원만~ 백 원만~" 하고 졸라야 했던 동네 아이들에 비하면 엄청난 호강이었다. TV광고에 자주 등장하던 "열두 시에 만나요~ 브라보콘~"의 윤형주 씨와 "엄마 아빠도 함께~ 투게더~"의 송창식 씨의 목소리를 기억하는 이들도 있을 것이다. 한때 우리나라 아이스크림의 대명사였던 그 브라보콘과 투게더까지 나는 마음만 먹으면 얼마든지 먹을 수 있었다. 밥 대신 아이스크림을 입맛에 맞게 '요리'해서 먹은 적도 많았다. 이것저것 섞어 먹는 건 당연한 것이고, 아이스크림을 큰 그릇에 덜어서 반죽하듯이 숟가락으로 계속 섞어주면 부드러워져서 아주 맛이 좋아진다는 사실을 그때 이미 발견했다. 이렇게 하면 그냥 먹을 때보다 훨씬 더 많은 양의 아이스크림을 먹게 된다.

어릴 때 통통했던 아이들도 커가면서 젖살이 빠지고 길쭉해지면서 제자리를 찾아가는 것이 보통인데, 나는 아이스크림 덕분인지 한 덩치를 자랑하는 뚱뚱한 몸이 되었다. 키도 큰 편이었기 때문에 뚱뚱하다는 말보다는 덩치 좋다는 말을 자주 들은 것이 그나마 위안거리였다. 어른들이 뚱뚱한 아이들에게 대놓고 뚱뚱하다고 하기보다는 덩치 좋다는 완곡한 표현을 자주 쓴다는 사실은 나중에 내가 어른이 되고서야 알았다.

몸도 힘들고 마음도 힘들고

과거 어른들은 아이스크림과 과자를 '꿈의 음식'이라 생각했다고 한다. 지금 세대와는 비교가 안 될 정도로 가난하고 못 먹던 어린 시절을 보냈던 기억 때문에, 먹으면 금방 힘이 나고 살까지 통통하게 오르는 과자와 아이스크림이 신기하지 않을 수 없었고, 아이 있는 집에 갈 때는 보통 선물로 사 들고 갔다고 한다. 이런 사실은 《과자, 내 아이를 해치는 달콤한 유혹》이라는 책을 읽으면서 알게 되었다. 저자 안병수 씨는 국내 유명 과자회사에서 과자 개발에 힘쓰다가 자신이 만든 과자가 어린아이들 건강에 안 좋다는 사실을 알고 나서 회사를 나와 현재는 건강 관련 글을 쓰고 강연을 하고 있다.

물론 아이스크림이 내 어릴 적 비만의 유일한 원인이라고 할 수는 없을 것이다. 몸이 무거워서 움직이기가 싫었는지, 움직이기를 싫어해서 뚱뚱해졌는지 잘은 모르겠지만, 참 움직이기 싫어했다. 물론 체육시간도 싫어했다. 못하는 것은 하기 싫어지는 법이니까. 그래서인지 어린 시절 나는 자존감이 무척 낮았고 성질 또한 괴팍한 편이었다. 어느 정도였는지는 상상에 맡기겠다. 여하튼, 여러모로 참 힘든 어린 시절이었다.

나중에 어른이 된 다음 오사와 히로시의 《식원성 증후군》이란 책을 읽고 적잖이 충격을 받았던 적이 있다. 1980년대부터 일본 청소년들의 식생활과 그로 인한 영향을 분석한 책이었는데, 가공식품과 인스턴트식품을 많이 먹어 영양적으로 불균형한 상태의 일본 청소년들 중에 비만이 많고 인내심과 자제력 부족으로 문제를 일으키는 경우가 많았다는 내용이었다. 나의 상황과 너무도 흡사했다. 큰 사고를 친 적은 없지만 문제가 전혀 없었다고는 말할 수 없었다. 위에서 소개한 책들에 나온 이야기들을 그때는 아무도 내게 해주지 않았다.

부모님을 슬프게 만들다

　초등학교 운동회 때 뚱뚱한 몸 때문에 요즘 말로 '웃펐던' 기억이 많다. 남들은 도시락 싸와서 부모님과 함께 웃고 떠들며 신나게 뛰어다니는데, 나는 활발하게 참여를 못하고 주위를 빙빙 돌았다. 체육시간도 좋아하지 않는 아이에게 하루 종일 체육만 하는 운동회가 좋았을 턱이 있겠나. 전교생이 빠짐없이 참가하는 기마전이나 재롱잔치 말고는 참여할 것도 없었다. 운동회의 꽃은 뭐니뭐니 해도 마지막 이어달리기. 그때 청군 백군으로 나뉘어 경기를 했는데, 대표선수로 출전한 몇 명의 남자 여자 아이들은 그야말로 아이들 사이에서 스타가 되었다. 만약 뒤지고 있던 경기를 엄청난 속도로 따라잡아 역전승을 안겨준 아이가 나오면 두고두고 친구들의 이야기 속 주인공이 되곤 했다. 그때 스타였던 친구들은 30년이 넘게 흘렸는데도 또렷하게 떠오른다. 내색은 하지 않았지만 먼발치에서 쳐다보면서 무척이나 부러웠다. 이어달리기까지는 아니더라도 각종 경기에 참여해서 관심도 받고 부모님도 기쁘게 해드리고 싶었다.

내가 싫어한 건 쇼핑이 아니었다

어릴 때는 보통 어머니가 옷을 사다 주거나 같이 옷을 사러 가면 좋아라 한다. 하지만 나는 그게 참 싫었다. 옷가게에 갈 때마다 멋지다고 골라주신 옷은 뚱뚱한 몸 때문에 잘 맞은 적이 없었고, 그냥 몸에 맞는 사이즈로 달라고 해서 입어보면 확실히 이전에 고른 옷보다 멋지지 않았다. 어머니의 속상한 기분이 느껴지니 나도 짜증이 났다. 내가 뭔가 잘못한 것 같아서 위축되기도 했다. 나는 그냥 아무거나 사서 빨리 나가고 싶었다. 그때부터 지금까지도 옷에는 그다지 관심이 없었는데 최근에 몸을 바꾸고 나서 알았다. 내가 멋진 옷에 관심이 없는 게 아니라는 걸. 내가 쇼핑을 싫어하는 것이 아니라는 걸. 뚱뚱한 몸 때문에 생긴 일종의 보호 의식으로 '나는 옷 쇼핑을 싫어해'라고 스스로 세뇌를 시켜왔던 것 같다. 보디프로필 사진을 찍을 때 사진작가가 골라준 옷을 입어보고는 흥분해서 외쳤다.

"저, 이거 오늘 당장 사러 갈래요! 딱 내 스타일이네요~!"

가족을 슬프게 한 병역 면제

달리기 좀 못하고 멋진 옷 못 입는 건 어찌 보면 그리 큰일은 아니다. 아쉽지만 참으면 될 일이다. 그러나 건강에 관한 문제는 좀 다른 차원의 일이다.

뚱뚱한 몸 때문에 건강에 큰 문제가 생겨 부모님을 슬프게 해드릴 때가 종종 있었다. 그중 가장 크게 걱정을 끼쳐드렸던 건 허리 수술을 받았을 때였다. 1996년 봄에 허리디스크로 대수술을 받고 병역을 면제받았다. 수술을 받기 전 의사가 했던 그 무서웠던 말이 아직도 귓가에 생생하다.

"체중이 많이 나가서 앉는 자세가 자꾸 안 좋아지고 허리에 하중을 많이 받아서 디스크가 터졌어요. 말도 못하게 아팠을 텐데 어떻게 이 지경이 될 때까지 참았어요?"

지금 생각해보면 참 둔하기도 둔했다. 조금씩 아프다가 나중에는 너무 아파서 밤에 한숨도 못 자고 결국에는 허리에 힘을 줄 수 없어서 대변도 못 볼 정도가 되어서야 병원에 갔으니. 수술 후 병무청에 제출해야 하는 소견서에 의사가 다음과 같이 써주었다.

"상기 환자는 기초적인 군사훈련조차 받을 수 없음. 재활 여부에 따라 추후 일상생활에 지장이 생길 수도 있음."

사람들은 허리수술을 받으면 쉽게 면제를 받는다고 생각한다. 그렇지 않다. 나름 까다롭게 재검에 재검을 반복해야 하고, 약간의 문제가 있다고 해서 모두 면제시켜주는 것이 아니다. 그러나 나는 판정관이 MRI 사진, 수술 자국, 그리고 소견서를 쓱 보더니 질문도 없이 면제 판정을 내려주었다. 부모님과 나 모두 많이 아쉬워했고 마음 아파했다. 특히 부모님은 한참 동안이나 보조 장비를 하고 생활해야 하는 나를 볼 때마다 아마 가슴이 미어졌을 것이다. 철이 없게도 보조 장비 착용하고 사진 한 장 찍어달라고 했다가 크게 혼이 난 기억이 있다. 옛말 틀린 거 하나 없다. 자식 낳아보면 부모 마음 이해할 거라고. 지금 내가 아이들을 낳아서 키우다 보니 가끔 수술받고 재활하던 때가 생각이 난다. 마음이 얼마나 아프셨을지 추측은 해도 정확히 알 수는 없다. 앞으로 살아가는 동안 부모님의 그런 마음을 정확히 알 수 있는 상황에 부닥치는 일이 없었으면 좋겠다.

남자의 말 못할 고민

살찐 몸과 관련해서 누구에게도 말하기 힘든 고민이 몇 개 있었다. 그중 가장 심각했던 고민은 바로 흔히 '여유증'으로 불리는 '여성형 유방증'이었다. 남자 가슴이 여성처럼 튀어나오고 처져서 생기는 문제인데, 의외로 많은 남성들이 겪고 있지만 누구한테 쉽게 털어놓기도 곤란해서 혼자 고민만 하는 경우가 많다. 특히 청소년들이 친구들의 놀림 때문에 많이 괴로워한다.

살이 쪄서 생기는 문제들 중 당장의 삶을 힘들게 하는 것은 어떤 것이 있을까? 건강이 안 좋아지고 자존감이 낮아지는 등의 문제는 사실 당장 눈에 띄게 나를 괴롭히지는 않는다. 몸이 무거워서 많이 걸으면 무릎이 아프다? 이것도 문제이기는 하지만 참을 만하다. 걸을 때 바지 허벅지 부분이 서로 쓸려서 쉽게 구멍이 난다는 거? 역시 문제이기는 해도 바지 한 벌 새로 사면 한참은 괜찮다. 이렇게 보면 뚱뚱한 몸이 야기하는 심각한 문제는 별로 많지 않다. 사실 다이어트가 그렇게도 성공하기 힘든 이유이기도 하다.

여유증 수술을 고민하다

언제부터였는지 기억은 잘 나지 않지만, 가슴이 점점 튀어나오고 처지기 시작해 신경이 쓰이게 되었다. 남방셔츠를 입으면 그래도 괜찮은데 티셔츠를 입으면 유두가 툭 튀어나와 민망할 정도였다. 여름에 어디 놀러 가서 사진도 찍기 싫을 정도였다. 뚱뚱한 사람들이 여름에 얇은 티셔츠를 입었을 때 자꾸 옷의 가슴 부위를 잡아당겨 몸에서 떨어뜨리려고 하는데, 땀이 차서 그러기도 하지만 다른 이유에서 그러기도 한다.

요즘 TV 예능프로에서 살찐 남성 출연자의 가슴을 보면서 "가슴이 성이 많이 났네요~ 왜 나를 째려보죠?"라며 농담을 하는 여성 출연자를 가끔 본다. 방송인은 직업상 기분이 상하더라도 내색하지 않고 웃음으로 반응해야 하겠지만, 현실에서는 잘못하면 싸우거나 사이가 멀어질 수도 있으니 조심해야 한다. 당사자 입장에서는 그만큼 예민한 콤플렉스가 될 수 있기 때문이다.

혼자 끙끙 앓다가 인터넷에서 "남자들의 말 못할 고민, 여유증~ 쉽게 해결하세요" 하는 광고를 보고 나서 고민이 더 깊어졌다. 검색해보니까 같은 고민을 하는 사람들이 엄청나게 많았다. 어찌나 놀라고 마음이 착잡했는지. '이게 병이라고? 사진 보니까 딱 나네~ 수술을 해야 하나? 비싼가?' 한번 생긴 고민은 쉽게 사라지지 않았다. 옷 입을 때마다 생각이 났고, 목욕탕에 가서는 남들의 가슴만 쳐다봤다.

'와~ 저 친구 몸 좋네~ 좋겠다.'
'저 아저씨는 나보다 심하네~ 수술받아야겠다.'
'저 꼬마는 조짐이 보이는데? 아이쿠 아빠 닮았구나.'

별 생각을 다 하게 되었다. 광고도 많이 보였고, 특히 성형외과가 밀집되어 있는 병원 건물을 지나칠 때는 '여유증 수술' 입간판만 눈에 띄었다. 들어가서 상담해볼까 심각하게 고민해본 적도 있었다. 선뜻 용기가 나지 않았다. 고민만 깊어갔다. 지금도 같은 고민을 하고 있는 사람이 많을 것이다.

오십견 환자의 눈물

미용 목적이 아닌 기능 문제로 인해 수술을 받아야 할 뻔한 적도 있었다. 2015년 여름 어느 날, 오른쪽 어깨가 좀 뻐근한가 싶더니 점점 아파왔다. 나중에는 옷 입기도 힘들고 밤에 자기도 힘들고 화장실 뒤처리도 힘들어졌다. 병원에 가보니 오십견이라고 했다. 사십 중반인 내가 왜 오십견에 걸렸는지는 모르겠지만, 말로 표현하기 힘든 고통 때문에 오래 고생했다. 다른 여러 질병들처럼 오십견 또한 운동 부족으로 인해 몸이 뚱뚱해진 사람들에게 상대적으로 더 많이 생긴다고 한다. 나중에는 거의 한쪽 팔을 쓸 수가 없는 지경에까지 이르렀다. 치료를 받아보고 효과가 없으면 수술을 받아야 할 수도 있다고 했다. 거의 6개월 동안 이 병원 저 병원 다니면서 엄청난 시간과 돈과 에너지를 쓰고 나서야 겨우 수술 없이 호전되었다.

병원에 가기 전에는 원인을 몰라서 불안하고 걱정만 되었는데, 원인을 알고 오랫동안 치료를 받으면서는 왠지 처량해져서 눈물을 흘린 적도 있었다. 인간이면 당연히 할 수 있는, 너무 기본적이어서 평소에는 의식도 하지 않았던 동작들을 못하게 되니 너무 서러웠다. 특히 아빠 등에 업히는 걸 유난히 좋아하는 딸아이를 업어줄 수 없었을 때 느꼈던 초라함은 살면서 두 번 다시 경험하고 싶지 않은 감정이었다.

의사에게 고민을 털어놓았더니, 오십견 환자들이 보통 그렇게 자존감이 떨어져서 심리적·감정적으로 많이 힘들어하는데 시간이 지나면 좋아질 수 있으니 걱정 말라고 안심시켜주었다. 그런데 그다지 위로가 되지는 않았다.

뚱뚱한 몸이 외모로나 기능적으로 불편함을 주었지만 건강은 나름대로 자신하고 있었다. 우연히 당뇨병에 관한 책을 보기 전까지는. 상식적으로 당뇨병이 얼마나 무서운 병인지는 알고 있었지만, 가족력도 없고 나와는 관계없는 병이라고 생각하고 있었다. 그런데 아니었다. 혹시나 하는 마음에 가정용 간이 측정기로 혈당을 재봤는데 충격이었다. 식사 전후의 혈당은 별 문제가 없었지만 공복혈당(8시간 이상 금식 후 측정한 혈당 농도. 보통 기상 직후 측정)이 꽤 높게 나왔다. 자료를 찾아보니 공복혈당장애는 인슐린이 정상적으로 기능하지 않을 때 간에서 포도당을 만들어 공복혈당이 높아지는 것인데, 조심하지 않으면 당뇨병으로 진행되기 때문에 당뇨병 전 단계인 고위험군으로 분류된다고 했다. 원인은 여럿이지만 과체중, 비만 등이 주요 원인이라고 했다. 큰 충격을 받았다. 바로 병원으로 달려가 정밀 검사를 받았다. 의사로부터 심각하지는 않은데 운동과 식단 조절로 체지방을 줄이는 게 좋겠다는 충고를 들었다. 이때부터 조심해서 당뇨병으로 진행되지는 않았지만, 그러고는 다시 살이 찌기 시작했고 측정기의 건전지가 다 됐다는 말도 안 되는 이유로 혈당 관리에 소홀해졌다.

　이처럼 뚱뚱한 몸은 각종 질병의 원인이 되어 건강을 위협하기도 하고, 당장 큰 수술을 받게 만들기도 한다. 그 정도가 아니어도 심각하게 고민할 정도의 콤플렉스와 말 못할 불편함을 준다.

살은 찌고 또 찌고

어릴 때부터 뚱뚱한 몸에 대한 콤플렉스가 심했던 나의 다이어트 역사는 대학 입시에 합격하고 나서 학교에 입학하기도 전에 시작되었다.

걸프전이 한창이던 1991년 1월, 나는 동네 헬스클럽에 등록하면서 살과의 전쟁을 시작했다. 서점에 가서 랄프 뮐러의 《보디빌딩》이라는 책도 구입했다. 이 책의 저자는 미스터 유니버스 출신으로, 몇 년 뒤 개봉한 영화 〈글래디에이터〉에 러셀 크로와 함께 검투사로 출연하기도 했다.

정확히 기억은 나지 않지만 헬스클럽에 나간 횟수는 열 손가락으로 충분히 셀 수 있을 정도였고, 책은 결혼해서 집을 떠나면서 버릴 때까지 책꽂이에 얌전히 꽂혀 있었던 것 같다. 어떤 목표를

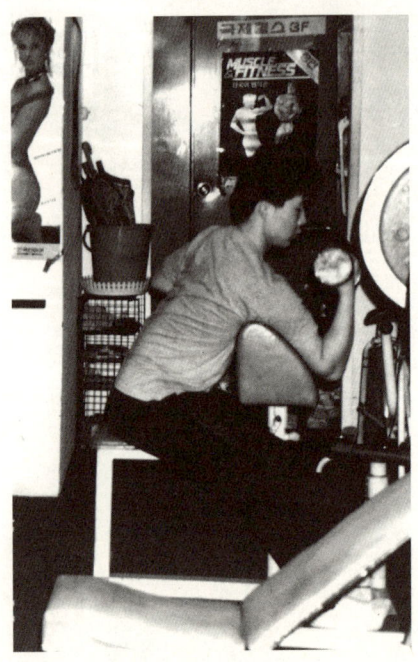

태어나서 처음 가본 헬스클럽

두고 결심을 한 것이 아니라 고등학교 졸업했으니 이제 살을 좀 빼야 하지 않나 하는 막연하고 충동적인 생각에서 한 행동이었기 때문에 며칠이 지나면서 열기가 식는 것 또한 당연하고 자연스러운 일이었다. 그땐 몰랐다. 이후 아주 오랜 세월 동안 수많은 헬스클럽을 전전하고 다이어트 책을 읽느라 적지 않은 시간과 돈을 낭비하게 될 줄은.

옆으로 자라는 몸

대학에 입학하고 나서 얼마 동안은 살이 좀 빠지는 듯했다. 고등학교 때까지 책상 앞에 앉아서 공부만 하다가 대학 캠퍼스든 학교 앞 술집이든 밤낮없이 친구들과 어울려 다니느라 활동량이 늘어났기 때문 아니었을까? 그러다가 졸업하기 전 잠깐 고시공부를 했고, 이후 대학원 진학 준비를 하면서 다시 살이 찌기 시작했다. 내 몸은 그동안 활동으로 빠졌던 살을 만회라도 하려는 듯 빠른 속도로 '회복'해갔다. 오랜 시간 앉아 있고 규칙적으로 많이 먹었으니 그럴 수밖에.

학교 앞 헬스클럽에 나가 운동을 시작했다. 요즘은 집이나 회사에서 5~10분 내에 갈 수 있는 가까운 곳을 이용해야 다이어트 성공률을 높일 수 있다는 것이 상식이다. 그런데 왜 그때는 학교 도서관에서 30분 넘게 떨어진, 그것도 무려 수동 러닝머신(손잡이를 잡고 다리를 움직여야 작동되는)이 있던 구식 헬스클럽을 찾아갔을까? 공부보다 헬스클럽 가는 게 더 힘들었으므로 운동이 될 리 만무했고 살도 빠질 수가 없었다.

1999년 가을, 여의도에 있는 쌍둥이빌딩으로 출근하기 시작했는데, 새로운 분위기에 적응이 되자마자 근처 헬스클럽부터 알아봤다. 헬스클럽에 스쿼시 시설이 함께 있고 장기 등록하면 라켓이랑 가방 등을 주는 것이 유행하던 때였다(한동안 TV 드라마에서 주인공들이 투명 고글을 쓰고 스쿼시를 하면서 이야기를 나누는 장면이 많이 나왔던 기억이 난다). 나도 유행을 따라서 그런 곳에 등록을 했는데, 출석했던 횟수는 한쪽 손으로 세기에도 충분했다. 막 입사한 신입사원이 운동시간을 만드는 것이 만만했겠나. 새벽같이 통근버스 타고 출근해서 라면 같은 걸로 아침을 때우고 믹스커피 마시며 담배 한 대 피우고, 오전 근무 하다가 쌓인 스트레스를 먹는 걸로 풀려는 듯 점심 시간에 포식하고 나서 다시 믹스커피 마시며 담배 한 대 피우고, 오후 근무 마치면 회식이나 접대 자리에서 주로 삼겹살에 소주, 맥주 등으로 저녁을 먹고 늦게 귀가해서 입가심으로 맥주에 과자나 라면을 먹고 나서 겨우 너댓 시간 자고 새벽같이 일어나…. 이런 생활을 반복하면서 내 몸은 정말 사육당하는 것처럼 쑥쑥 자라났다. 위로는 다 컸으니 앞으로 그리고 옆으로 자랐다. 이후 직장을 두세 번 옮기면서 위와 비슷한 과정을 몇 번 반복했다. 반복할수록 몸은 더 잘 자랐다. 처음에는 결심의 효과로 잠깐 운동도 열심히 하고 나름 먹는 것도 참아가면서 조금 효과를 보기도 했지만, 운동과 식단 조절이 습관이 되기보다 포기하는 것이 습관이 되는 속도가 훨씬 빨랐다.

성공은 잠깐, 몸은 더 망가지고

연애할 때부터 결혼 전까지 내 인생 최초로 잠깐이나마 다이어트에 성공했던 시기가 있었다. 퇴근 후 요가학원을 함께 다니며 데이트를 했고 서로 잘 보이기 위해 나름대로 관리에 들어갔다. 결혼을 계획하고부터는 턱시도와 웨딩드레스에 몸을 맞추기 위해 더욱 열심이었다. 그러나 결혼 직후부터 내 몸은 무서운 속도로 불어갔다. 잠깐 동안 우리에 갇혀서 굶고 있던 맹수가 풀려난 것처럼. 연년생 아들딸은 내 인생에 가장 큰 축복이 되어주었지만, 내 다이어트는 더 힘들어졌다.

총각 시절에는 '살을 좀 빼야 하지 않나?' 하는 머릿속 생각으로 다이어트를 결심했다면, 이때는 못 견딜 정도로 무겁고 둔해진 몸이 나를 헬스클럽으로 이끌었다. 아내와 함께 오손도손 다정하게

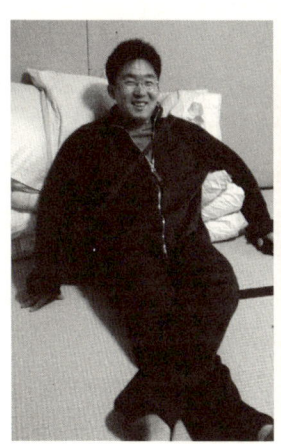
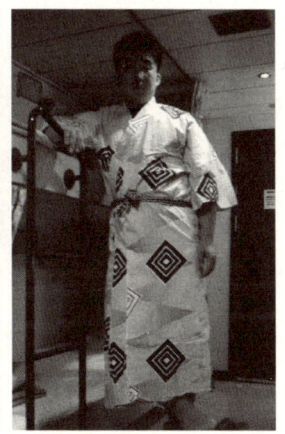

결혼 직후 한창 뚱뚱했을 때

운동하는 모습을 꿈꾸며 집 앞 헬스클럽에 함께 등록했다. 하지만 초보 부부가 미처 알지 못한 것이 있었다. TV 드라마 등에서 보던 아주 여유롭고 평화로운 신혼부부의 모습은 현실 속 맞벌이 부부에게는 허락되지 않았다. 이번에도 헬스클럽에 간 횟수는 열 손가락으로 꼽기에 충분했다. 부부 합산으로.

결혼생활에 조금 적응이 되어 이제 좀 여유를 찾을 만할 때 첫아이를 가졌다. 입덧이 심해서 아무것도 못 먹는 사람도 있다는데, 아내는 신기하게도 먹는 입덧을 했다. 입덧 하면 밥 냄새만 맡고도 손으로 입을 가리면서 웩웩~ 하고 화장실로 뛰어가는 것만 TV에서 봐왔던 나는 아내 덕분에 임신 기간에도 아주 잘 먹었다. 아주 건강하게 첫아이가 태어나고 우리 가족 셋은 한동안 처가에서 생활을 했는데, 얼마나 잘 먹고 지냈을지 상상에 맡긴다.

결혼도 늦었고 첫 아이도 늦었기 때문에 바로 이어서 연년생으로 딸아이를 낳았고 거의 3년 동안 배부르게 산 아내는 건강을 많이 해쳤고, 따라서 같이 배부르게 산 나도 건강이 많이 안 좋아졌다. 더구나 이때쯤 새로 시작한 사업으로 인해 스트레스가 많아져 없던 버릇까지 생긴 탓에 몸은 점점 더 망가져갔다. 원래 술을 잘 못 마셨고 지금은 거의 안 마시지만, 그때는 왜 그랬는지 거의 매일 저녁 맥주 한두 캔에 과자, 라면 등을 먹고 잠이 들곤 했다. 그렇게 사육하듯이 몸을 키우는 사이 시간은 흘렀고, 어느덧 자라난 딸아이로부터 충격적인 소리를 듣는 지경에까지 이르게 되었다.

약 20년 넘게 지겹게 반복해온 다이어트 실패 스토리를 학창 시절, 직장 시절, 결혼 시절로 간략하게 줄여서 이야기했다. 짧게 줄여서 그렇지 실제로는 시도하고 실패하고 시도하고 실패하고를 반복한 것이 앞에서 밝힌 것의 몇 배는 된다.

지나온 시간을 돌아보니 누구나 비슷한 경험을 하고 있지 않나 하는 생각이 들었다. 어른 아이 할 것 없이 생활은 점점 더 바쁘고 각박해져 몸을 챙길 여유가 부족해질 수밖에 없는 것이 현실이기 때문이다. 그래서 창피함을 무릅쓰고 공개하기로 했다. 성공 경험과 비결뿐 아니라 고생하고 실패했던 경험까지 공유하는 것이 쓸데없는 시간 낭비와 시행착오를 줄일 수 있는 좋은 방법이라는 생각으로 용기를 냈다.

몸 만들기는 누구나 결단하고, 시도하고, 성공할 수 있는 일이다. 특별한 사람이 아닌, 당신과 비슷한 과거를 갖고 있는 사람이 공개하는 이야기 속으로 함께 들어가보자.

2세트

드디어, 몸을 바꾸다

어떤 성취를 이루어낸 사람들의 인생을 보면 마치 처음부터 잘 기획된 한 편의 영화처럼 느껴질 때가 있다. 그러나 스토리를 잘 들여다보면 그렇지 않다는 사실을 발견하고 적잖이 놀라게 된다. 우연한 기회에 충동적으로 시작한 어떤 일을 포기하지 않고 하루하루 도전해서 작은 성공들을 만들어내고 이것들이 조금씩 쌓여서 어느 순간 큰 성취로 나타나는 경우가 많은 것이다.

나의 다이어트 스토리도 다르지 않다. 우연히 충동적으로 시작한 다이어트였고, 매일 반복되는 운동과 식단 조절이 언제나 즐거운 것만은 아니었다. 그러나 꾸준히 반복되는 노력들이 조금씩 쌓여서 변화로 나타날 때 무언가 깨달음이 있었고, 결국 두 손 번쩍 들고 결승선을 통과할 수 있었다.

유난히 뜨거웠던 2016년 여름, 무더위를 느낄 겨를조차 없이 뜨겁게 진행되었던 6개월의 식스팩 도전기. 처음부터 잘 기획된 시나리오는 아니었지만, 성공하고 난 지금 잘 정리해서 도움이 필요한 이들에게 전할 수 있게 되어 참 다행으로 생각한다.

아빠, 뱃살 좀 빼지?

앞에서 잠깐 소개한 연년생 남매가 벌써 10살, 9살이 되었다. 아들딸 키우는 사람들은 다 알겠지만, 아들은 뭘 해도 예쁘고, 딸은 아무것도 하지 않고 가만있어도 예쁘다.

2016년 이른 여름 어느 날, 가만있어도 예쁜 딸아이가 내 배를 어루만지며 말했다.

"아빠, 배가 너무 나온 거 아냐? 뱃살 좀 빼!"

내색은 하지 않았지만 속으로는 상당한 충격을 받았다. 안 그래도 얼마 전부터 맞는 옷이 없고 만나는 사람들마다 살이 좀 많이 쪘다고 하는 말이 꽤 신경 쓰이기는 했어도 그냥 대충 넘기고 있었는데, 결정타를 맞은 것이다.

우연히 시작된 운동

늘 그렇듯 순간의 충격은 당장 무슨 일이라도 날 것처럼 크지만 실제로는 아~무 일도 일어나지 않고 시간은 잘도 흘러간다. 수술을 고민할 정도로 심각하다가도 그때만 지나면 몇 개월, 몇 년을 아무 일 없었던 것처럼 잘 살아간다. 그때도 그랬다. 그냥 그렇게 며칠이 지나고 동네 문방구를 찾았다. 지금 와서 생각해보니 그날 그 문방구에 간 것도 딸아이 덕분이었다. 딸아이가 피카츄(인기 애니메이션 〈포켓몬스터〉의 대표 캐릭터) 필통을 사달라고 해서 온 동네 문방구를 다 뒤졌는데도 없어서 평소에는 잘 가지도 않던 그 문방구에 들른 것이다.

모든 것은 우연히 시작된다. 나중에 이야기하겠지만, 성공한 사람들에게는 '의미 있는 우연의 일치', 즉 '싱크로니시티(synchronicity)'가 자주 일어난다.

문방구 맞은편에 새롭게 문을 연 자그마한 퍼스널트레이닝 스튜디오(Personal Training Studio, 일명 PT숍)가 눈에 들어왔다. 대표의 이름을 딴 듯한 명칭 '노경우 퍼스널트레이닝'이 독특해 보였다. '이름을 걸고 할 정도로 자신 있다는 말인가?' 유리창 너머로 열심히 운동하고 있는 사람들을 보면서 며칠 전 딸아이의 말이 생각나서 배를 만져보았다. '나도 빼야 하는데…' 망설이다가 큰맘 먹고 PT숍의 문을 열었다.

PT숍은 일반적으로 헬스클럽보다 비싸다. 1회에 보통 7~8만 원 정도 한다. 한 달에 3만 원이라고 크게 써 붙여 부담 없이 등록하라고 유도하는 헬스클럽들과는 다르다. 최근에는 한 달에 19,000원이라는 광고까지 보았다.

운동하러 왔다고 하면 바로 등록해야 될 것 같은 부담감에 속 보이는 핑계를 댔다.

"저기요~. 체지방 한번 재러 왔는데요~."

허걱! 90? 90! 얼마 전까지는 몸무게 얼마냐는 물음에 "80 후반이에요" 했는데 이젠 "90 조금 넘어요" 이래야 된다는 말인가? 그러다 잘못하면 "0.1톤이에요" 하는 거 아냐? 근육량은 상당히 많은 편이라는 트레이너의 말은 귀에 들어오지 않았다. 사실 근육량 숫자가 가장 중요한 것이고 트레이너들은 이 부분부터 본다고 하는 건 나중에 안 사실이고, 이때는 전혀 들리지 않았다. 체중의 앞자리 숫자가 '9'인 것은 태어나서 처음이었다.

체지방의 충격

충격이 가시기도 전에 체지방, 체지방률 숫자가 눈에 들어왔다. 체지방 26.7kg? 많다는 건가? 실감이 잘 안 되었다. 체지방률 29.6%? 거의 30%? 내 몸의 3분의 1이 체지방이라는 말? 이건 금방 실감이 갔다. 내 몸이 왜 그렇게 무거웠는지 바로 이해가 되었

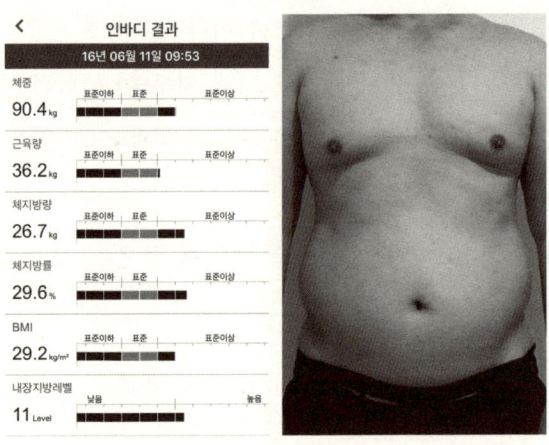

2016년 6월 11일 체성분 측정 결과와 몸 사진

다. 사진을 보면 그 당시 처참했던 나의 현실이 아주 잘 나타나 있다. 빼야 되는데, 운동해야 되는데 생각만 하지 말고 당장 동네 헬스클럽으로 가서 체성분 측정부터 해보기를 권한다. 현실을 알아야 변화할 마음이 생긴다.

순간 심각해졌다. 이전에도 체성분 측정은 여러 번 해보았지만 이번에는 느낌의 차원이 달랐다. 며칠 전 동네 아주머니의 말씀이 떠올랐다.

"상원이 사업이 잘되나 봐~. 몸이 점점 나네!"

'나네'라는 표현을 자주 들어본 건 아니지만 '뚱뚱해지네'라는 뜻이라는 건 금방 눈치챌 수 있었다. 그즈음 만나는 사람들로부터 "살이 좀 쪘네?" 하는 말을 유독 많이 듣고 있던 터였다. 그건 진짜 '좀' 쪘을 때 하는 말이 아니다. 눈에 띄게 '많이' 쪘을 때 돌려서 하는 말이다.

'80kg대 후반과 90kg대 초반의 차이는 현실에서 이렇게나 확실한 느낌을 주는 것인가?'

그러고 보니 옷장에 있는 옷들이 거의 잘 안 맞았다. 80kg대 초·중반에 산 옷들이었다. 사실 옷이 안 맞기 시작하면 경고가 울리기 시작한 것이다. 예전엔 미처 몰랐다. 그러려니 하고 좀 버티다가 큰 치수의 옷을 사곤 했지만 이제는 옷에 몸을 맞춰야 한다는

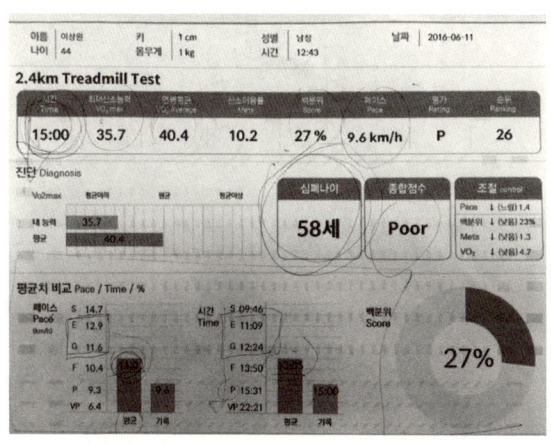

충격의 체력 측정 결과. 거의 60대!

것을 알게 되었다.

체성분 측정에 이어 체력도 테스트해준다는 말에 망설일 것이 없었다. 그러나 금방 후회하고 말았다. "이 정도면 상이에요, 중이에요, 하예요"의 차원이 아니라 거의 토할 뻔한 수준이었다. 도무지 이해할 수 없었다. 체력 나이가 거의 60대로 나왔다. 충격이었다.

푸시업도 턱걸이도 역부족이었다. 잘 못하는 게 아니라 아예 하나도 하지 못했다. 여기서 잠깐 책을 덮고 정확한 자세로 푸시업 한번 해보시라. 몇 개나 할 수 있는지.

더 망설일 것이 없었다. 바로 트레이너에게 50회 계약하겠다고 말했다.

뭐지, 이 좋은 예감은?

그즈음 회사에서 한창 '포토버킷'이라는 앱을 개발하고 있었다. 구체적인 내용은 뒤에서 밝히기로 하고, 여기서는 개념만 간단히 소개한다.

포토버킷은 '사진으로 만드는 버킷 리스트(bucket list)'라는 뜻으로, 이루고 싶은 꿈에 관한 사진들을 등록해두고 언제나 볼 수 있도록 도와주는 앱이다. 여러 자기계발서에서 소개하는 꿈의 심상화(visualization) 기법을 활용한 것이다. 우리가 꿈을 중요한 바람으로 인식하면 뇌는 그것을 장기 기억장치에 입력시킴으로써 꿈을 실현하려는 의지를 더욱 강화해준다고 한다. 베타 버전이긴 했지만, 넘버원(No.1)의 꿈으로 정말로 닮고 싶은 몸짱 선배의 사진을 등록하고, 목표 기한을 정하고, 이미 이룬 것처럼 "몸짱이 되었습니

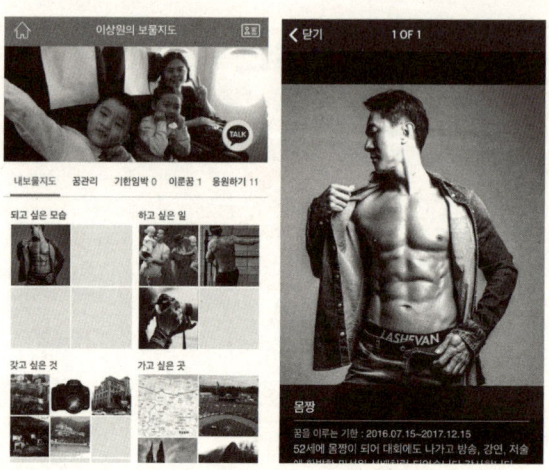

처음 만들었던 포토버킷 사진

다. 감사합니다!"라는 메모도 써넣었다.

왠지 기분이 좋아졌다. 진짜 꿈이 이루어질 것 같은 느낌이 들었다. 동네방네 소문을 내지 않으면 왠지 포기할 수도 있겠다는 생각이 들어서 앱의 '자랑하기' 기능을 사용하여 SNS로 친구들에게 내 포토버킷을 보냈다. 이번에는 어떻게든 성공하고 싶었다.

어라? 여긴 뭔가 다르네!

운동을 시작하기로 한 날, PT숍에서 작은 해프닝이 생겼다. 등록 비용, 할인율, 카드결제 수수료 등에 대한 오해 때문이었다. 회원에게 크게 유리하게 보이도록 홍보를 해서 등록을 유도한 뒤 막상 결제하려고 따져보면 그다지 유리할 것도 없는 전형적인 장삿속이라는 생각에 불쾌해져서 따져 물었다. 대표가 단번에 "회원님 말씀 들어보니, 말씀대로 적용하는 게 저희 뜻이었는데 잘못 표현했네요. 그렇게 계약해드리고 설명 자료도 수정하겠습니다. 좋게 말씀해주셔서 감사합니다"라고 정중하게 사과했다. '어라~?' 흔치 않은 반응에 오히려 기분이 좋아졌다. 뭔가 좋은 예감마저 들었다.

노경우PT숍은 이전에 경험했던 곳들과는 다른 점이 많았다. 우선 PT 비용 외에 이용료를 따로 받지 않았다. 다른 곳들은 이용료를 추가로 받아 합리적이지 않다고 생각했는데, 부담이 줄어서 마음에 들었다. 그리고 다른 곳과는 달리 하루에 이용할 수 있는 횟수에 제한이 없었다. 이용하고 싶으면 언제든 마음껏 이용해도 된다고 했다. 개인 라커 이용료도 따로 받지 않았다. 다른 곳들은 매달 1만 원 정도씩 라커 이용료를 받았다. '월 이용료 3만 원'이라고 광고해놓고는 등록할 때 "개인 라커 이용료로 매달 만 원씩 더 내셔야 해요"라고 하면 기분이 좋을까? 센터 이용료의 무려 33%에 해당하는 금액을 라커 이용료로 내라고 하면 기분 좋을 사람이 어디 있겠는가.

회원님은 해내실 것 같아요

최병희 트레이너(이하 '최 코치')와의 만남도 인상적이었다. 체성분 측정 후 충격이 컸던 만큼 마음을 단단히 먹고 계획도 거창하게 세웠지만 궁금한 것, 걱정되는 것이 많았다. 다이어트의 역사가 오래된 만큼 아는 척도 많이 했다. 빈 도화지에 그림 그리는 것보다 낙서가 많이 되어 있는 종이에 그림 그리는 게 훨씬 어렵다고 하지 않나. 그러나 최 코치는 20대의 젊은 나이에 경력도 그리 길지 않은 편인데도 아주 친절하게 상담을 해주고 자세히 계획을 세워주었다.

마음이 편했다. 계획한 대로 운동하고 보디프로필 사진을 촬영할 때까지도 한결같이 그랬다. 운동에 성공하려면 센터, 트레이너와 궁합이 잘 맞아야 한다더니 맞는 말이었다. 내 의지대로 되는 것이 아니니 감사할 뿐이다.

첫날 상담하면서 최 코치에게 선언했다. 2년 후 보디프로필 사진을 촬영하는 게 목표라고. 큰맘 먹고 선언한 것인데, 그는 아주 쉽게 말했다.

"그렇게 길게 잡으면 지루해서 오히려 힘들어요. 일단 여유 있게 12월로 잡으시죠. 해보고 안 되면 연기해도 되는데, 회원님은 해내실 거 같아요."

'내가? 6개월 만에?' 믿어지지 않으면서도 최 코치의 자신감과 격려 덕분에 기분도 좋고 뭔가 좋은 예감마저 들었다. 용기도 생기고 의욕도 생겼다.

그럼 그렇지, 쉬울 리가 있나

의욕과는 관계없이 운동은 첫날부터 쉽지 않았다.

보통 근육운동과 유산소운동을 병행한다고 하는데, 처음에는 유산소운동 비중이 높을 수밖에 없다. 하지만 트레이너는 비싼 비용을 지불하고 PT를 받는 회원들에게 뭔가 느낌이 팍팍 오는 것을 가르쳐줘야 한다. 회원을 러닝머신 위에 올려놓고 가만히 있을 수는 없는 것이다. 그래서 초기 수업시간에는 근육운동과 유산소운동을 혼합한 '서킷 트레이닝(circuit training)'을 주로 한다. 맨손으로 하는 방법도 있고 덤벨, 케틀벨 등 간단한 기구를 사용하기도 하는데, 일정한 운동 방법들을 계속 반복하기 때문에 회원들은 이를 "뺑뺑이 돌린다"고 말하기도 한다. '서킷'이 '한 바퀴 돌다'라는 뜻이니까 틀린 말은 아니다. 남자 회원들 중에는 PT를 돈 내고 받는 군대 유격훈련이라고 하기도 한다. 어쨌든 회원은 죽어난다. 힘들어서 그렇지, 효과는 최고다.

효과는 최고라지만 나는 유독 힘들었다. 보통은 트레이너가 적당히 알아서 스타트 혹은 스톱 신호를 주는데, 최 코치는 맥박을 측정하는 손목시계 같은 장치를 차게 하고 스마트폰과 연결하여 맥박과 시간을 재면서 신호를 주었다. 사람이 생긴 건 선하게 생겼는데 안타까운 미소를 지으면서도 절대 봐주는 법 없이 '뺑뺑이'를 돌렸다. 나중에 근육운동을 할 때도 조금도 봐주는 법 없이 냉혹하게 몰아쳤다. 결과적으로 나중에는 아주 고마웠지만, 처음에는 짜증도 나고 원망스럽기까지 했다.

따라주지 않는 몸

운동을 하면서 당황스러운 것은 진짜 프로팀 트레이너를 방불케 하는 최 코치 때문만은 아니었다. 20, 30대 때와는 조금 다른 몸의 반응 때문이었다. 안 그래도 지나치게 많이 불어난 체중과 체지방 때문에 당황했는데, 운동 전후로 느껴지는 몸의 반응이 조금 이상했다. 뭔지 모르게 반응이 좀 느리다고나 해야 할까. 워밍업을 해도 몸이 잘 데워지지 않고, 스트레칭을 해도 몸이 잘 늘어나지 않고, 운동 중에는 쉽게 지쳤으며 운동 후에 회복되는 시간도 길어졌다. 최 코치에게 묻기도 하고 책도 다시 읽으면서 알게 되었는데,

이전에는 머리로 알고 있던 사실을 이번에는 몸으로 실감할 수 있었다. 나이가 들면서 성장호르몬 생성이 줄어들고, 몸의 구성 성분 중에서 단백질의 양도 줄어들고, 체지방은 상대적으로 축적되기 쉬워진 것이다. 이를 무시하고 젊을 때를 생각하면서 함부로 운동을 하다가 돌이킬 수 없는 부상을 입기도 한다. 우울했지만 인정할 건 인정하고 대책을 마련해야 했다. 일단 조급함을 버리는 게 우선이었다. 평소에는 냉혹하게 훈련 계획을 고수하던 최 코치도 부상의 위험 앞에서는 단호하게 멈춤을 지시했다. 직업 선수들에게도, 동호인들에게도 부상은 가장 피해야 할 적이다.

이놈의 식단 조절

운동만 힘든 것이 아니었다. 나이 들어 운동하니 몸도 잘 안 따라주었지만, 특히 식단 조절이 힘들었다. 운동이야 힘들어도 하고 나면 스트레스도 풀리고 뭔가 하는 것같이 느껴져 뿌듯하기도 했는데, 이놈의 식단 조절은 그렇지 않았다. 그냥 힘들기만 했다. 종류와 양을 제한해야 하는 일이 예전과 달리 왜 이리 힘이 드는지 당황스러웠다.

의지력이 약해졌나? 아니다. 상황이 달라졌다. 직장인이었던 총각 때나 아이가 없을 때는 식사 시간과 종류를 비교적 내가 원하는 대로 조절할 수 있었다. 그러나 사업을 하고, 두 아이의 아빠가 된 이제는 내가 원하는 대로만 하기가 쉽지 않았다. 사업상 필요한 식사 자리에는 언제나 술과 기름진 음식이 빠질 수 없었다. 삼겹살, 갈비, 아니면 중국집에서 식사를 하고 맥주집으로 이어지는 경우가 대부분이었다. 일식집을 가는 날은 횡재한 날이었다. 집에 오면 아이들은 치킨, 피자, 햄버거 등을 원했다. 원망하면 뭐하나. 상황을 가능한 한 잘 조절하고, 피할 수 없으면 상황에 맞출 수밖에 없었다. 최 코치에게 상담하니 그런 상황에서 무너지지만 않으면 오히려 멘탈, 정신력이 강해지니까 너무 스트레스 받지 말고 견디라고 일러주었다. 큰 도움이 되었다.

그래도 포기할 순 없다

의욕과 기대가 컸는데 초반에 운동과 식단 조절이 마음대로 되지 않으니 몸도 마음도 많이 지쳤다. 초반에 찾아온 위기. 나도 예전에 그랬었고 다이어트를 시작한 많은 이들이 보통 시작하고 얼마 지나지 않아 이런 위기를 넘지 못하고 포기할 때가 많다. 누가 "포기할래!" 이러면서 포기를 하는가? 그냥 이런저런 핑계를 대면서 잠깐 쉬었다 하자고 생각했다가 길게 쉬게 되는 거다. 좋은 것보다 안 좋은 게 습관이 되기 쉬운 법이니까.

지친 나를 견디게 해준 것들

그동안 취미 삼아 읽었던 스포츠 심리학 관련 책들이 쌓이고 쌓여 이럴 때 큰 도움이 되었다. 초보자가 초기에 맞이하는 위기는 운동선수들이 겪는 슬럼프와는 전혀 다르다. 슬럼프는 잘하던 선수에게 이유 없이 찾아오는 부진으로, 선수들은 보통 슬럼프에서 탈출하는 각자의 방법이 있다. 하지만 나처럼 아직 일정 수준에 오르지 못한 사람이 초반에 경험하는 슬럼프는 아직 몸에 익지 않아서 힘든 것이므로 묵묵하게 꾸준히 하면서 습관을 만드는 것이 중요하다.

운동과 식단 조절을 계속하면서도 마음이 힘들어지면 《몸이 먼저다》를 읽고 또 읽었다. 저자가 책 곳곳에서 그려주는 '담백한 라이프스타일'과 운동을 통해 깨달은 다양한 인생의 조언들이 많은 도움을 주었다. 나도 몸을 잘 만들고 일도 열심히 해서 저자처럼 여유 있게 살고 싶다고 다짐했다. 포토버킷앱의 '되고 싶은 모습'에 한근태 박사의 사진을 추가하고 롤모델로 삼았다. 이미 롤모델로 올려놓은 대학 선배와는 SNS에서 친구를 맺어 틈틈이 소식을 보면서 자극을 받았다. 그 선배는 잊을 만하면 방송에도 나와 부러움과 자극을 더해주었다. 어느 책에선가 읽은 구절을 기억했다.

"열정은 목소리가 큰 것이 아니라, 지치지 않는 것이다."

최 코치가 체지방을 줄이려면 공복에 유산소운동을 꼭 하라고 했다. 아침에 아이들 등교 준비를 해줘야 했기 때문에 일어나자마자 센터에 나갈 수는 없었고, 공복 유산소운동, 아침 식사, 오전 운동 등의 사이클을 만들기 위해서도 뭔가가 필요했다.

고민하고 검색을 해보다가 스테퍼를 구입하기로 했다. 꽤 좋은 스테퍼가, 그것도 새것이나 다름없는 중고 제품이 3만 원밖에 안 했다. 집에서 아주 가까이 사는 분이 판다고 해서 당장 가서 사 왔다. 새 제품도 그리 비싸지는 않았지만 효과에 대한 확신이 없어서 중고를 구입했다. 대만족이었다. 아침에 10분씩 해도 좋았고, 여유 있을 때는 1시간씩 하면 더 좋았다. 공복 유산소운동 효과뿐 아니라 하체운동 효과도 있어 아주 좋았다. 페이스북에 사진과 함께 후기를 올렸더니 지인들이 너도나도 구입해야겠다는 반응을 보였고, 실제로 구입했다며 효과적인 사용 방법을 물어오기도 했다. 현재도 애용 중인 가성비(가격 대비 성능) 최고의 아주 효과적인 홈트

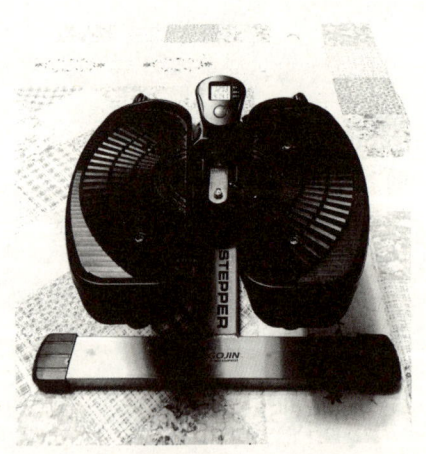

몸 만들기 기간 내내 함께한 고마운 스테퍼

레이닝 운동기구다.

달콤한 당근, 자신감이 생기다

PT숍에는 매우 특이하고 고마운 시상 제도가 있었다. 매월 체지방을 가장 많이 뺀 회원을 다이어트왕으로 선정하여 현금으로 40만 원을 지급하는 것이다. 당근도 아주 달콤한 당근이었다. 한 달의 중간인 11일부터 운동을 시작했지만 도전하는 마음으로 열심히 했기에 내심 기대를 했다. 6월 30일에 체성분 측정을 해보니 효과가 없었던 건 아니지만 기대했던 만큼은 아니었다. 체중을 3.1kg 줄였고 체지방량은 3.4kg 줄였다. 상금을 받기에는 턱없이 부족했지만, 줄어든 허리둘레를 눈으로 확인할 수 있을 정도로 효과가 있었다. 갈 길은 아직 멀었지만 자신감이 생겼다.

7월에는 반드시 다이어트왕이 되어 한달 PT 비용을 아낄 수 있도록 작전을 짰다. 최 코치와 상의를 해서 저염식을 시도하기로 했다. 원래 짜게 먹는 편은 아니었지만 더 신경을 써서 염분을 줄이기로 했다. 신의 한 수였다. 나중에 다이어트 비결을 묻는 사람들에게도 "짜게 먹지 마라"라는 조언을 제일 먼저 했다. 양도 조금 더 줄였다. 처음부터 이때까지는 한 끼에 탄수화물 200g, 단백질 150g 정도를 먹었는데 각각 150g, 100g으로 조금 더 줄여서 먹기로 했다. 조금 적응한 후에는 각각 100g으로 맞춰서 먹었다. 나와 똑같

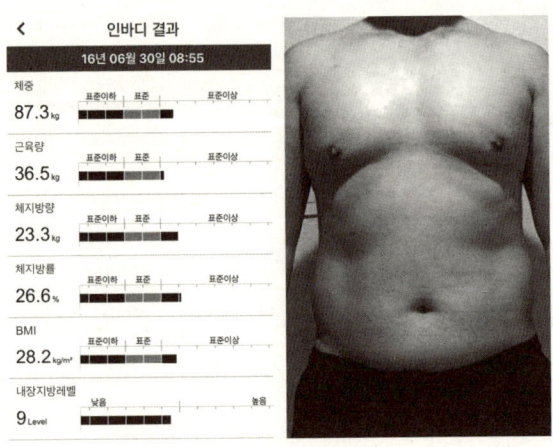

6월 30일 체성분 측정 결과와 허리둘레가 확연히 줄어든 사진

이 할 필요는 없다. 가능하면 전문가와 상담하여 각자의 목표와 상황에 맞는 계획을 세우고 실천하길 바란다.

  탄력을 좀 받아서인지 저염식도 그다지 힘들지 않았다. 내친김에 '밀가루에 설탕, 소금 넣고 기름에 튀긴 음식'을 비롯해서 도움이 되지 않을 음식들은 끊기로 했다. 금연할 때 경험한 것이지만, 몸에 안 좋은 건 줄이는 것보다 아예 끊는 편이 더 쉽다. 라면, 짜장면, 빵, 과자, 튀김, 아이스크림 등을 멀리했다. 술은 원래 즐기는 편이 아니라 끊는 것이 어렵지 않았다.

  지금도 다이어트 비결을 묻는 지인들에게 "짜게 드시지 말고, 밀가루에 소금, 설탕 넣고 기름에 튀긴 거 드시지 말고, 술 드시지 마세요" 한다. "그럼 뭐 먹고 사나?" 한다. 먹는 즐거움을 뺏기기만 하는 게 아니라 다이어트로 얻는 즐거움도 큰 것인데, 해보지 않은 사람은 모른다. 다이어트가 끝난 후 지인들이 여전히 그렇게 살고 있느냐고 묻는다. 먹기는 먹는다. 그러나 일부러 찾아서 먹지는 않는다. 일부러 참지도 않는다. 몸이 건강해지면 욕구를 내가 조절할 수 있다. 몸이 건강하지 않으면 욕구에 내가 끌려다닌다.

미지의 세계에서 현실의 세계로

최 코치가 지난달 열심히 했는데 상 못 받아서 아쉬울 거라며 영화관람권을 선물로 주었다. 기분 전환하고 또 열심히 해보자고. 얼마나 고마웠던지. 힘들 때는 작은 배려가 큰 감동을 준다. 마침 개봉 중이던 영화 중에서 주인공의 멋진 몸매가 눈길을 끈 〈레전드 오브 타잔〉을 보았다. 영화 내내 주인공의 멋진 몸에만 눈길이 갔다. 보고 나오면서 최 코치에게 사진과 함께 "이런 몸 만들고 싶어요" 하고 메시지를 보냈더니 "더 멋진 몸 만드실걸요?"라는 답장이 왔다. 평소에 부러워하며 저장해둔 아이돌 가수의 사진도 보내주었더니 망설임 없이 "가능하죠"라는 답신이 왔다. 진지하게 목표를 말한 것이 아니고 희망사항을 한번 이야기해본 건데, 최 코치가 진지하게 가능하다고 하니 '에이~ 설마~ 사탕발림이겠지' 생각하면서도 기분은 좋았다. 나중에 느낀 것이지만, 어떤 일을 한 번도 해 보지 않은 사람에게는 미지의 세계지만, 이미 해본 사람에게는 현실의 세계이기 때문에 "가능하죠"라고 자신 있게 말할 수 있는 것이다. 좋은 트레이너의 중요성을 깨닫는 계기가 되었다.

내 몸무게는 철봉이 안다

근육운동, 즉 웨이트트레이닝을 본격적으로 시작했다. 가벼운 근육통이 고통보다는 시원함과 뿌듯함으로 느껴지기 시작했다. 그래도 예전에 운동할 때처럼 팔운동을 한 다음 날 양치질도 못한다거나 다리운동을 한 다음 날 앉지도 못한다거나 하는 일이 없었던 걸 보면 적당한 강도로 기분 좋게 했던 것 같다.

훈제 닭가슴살도 무염으로 주문해서 먹기 시작했다. 밥이랑 김에 싸서 먹기도 했고, 어떤 날은 고추장 약간, 어떤 날은 김치 약간과 함께 먹었다. 선수들은 진짜 밥이랑 닭가슴살만 먹기도 한다는데 그렇게까지 하지는 않았다. 최 코치가 질릴 수도 있으니까 한 번에 30개 이상 시키지 말라고 했는데, 50개 시켰다. 그게 싸기도 했고 포기하지 않을 테니 질릴 이유가 없다고 생각했다. 마지막 봉지를 다 먹던 날, 그 쾌감이란. 이런 작은 성취들이 모여 목표를 달성하는 것이다.

장학금보다, 성과급보다 더 큰 기쁨

7월 다이어트왕 상금은 당연히 내 것이라는 목표로 운동과 식단 조절을 열심히 했다. 역시 단기 목표와 당근이 있어야 채찍질도 견딜 수 있다. 7월 말, 두근거리는 기대감으로 체성분 측정을 했다. 지난달 대비 체중은 5.3kg, 체지방은 6.9kg 줄었다. 근육량이 1kg 가까이 늘어난 것도 눈에 띄었다. 체지방률도 딱 20%로 10%대 진입을 목전에 두었다.

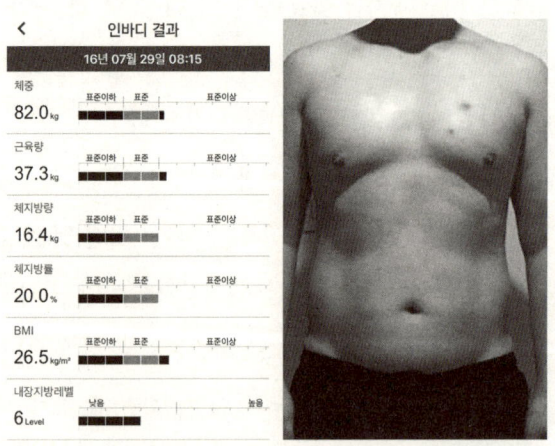

7월 29일 체성분 측정 결과와 뱃살이 많이 빠진 몸 사진

7월 다이어트왕 상금 40만 원은 당연히 내 것이었다. 아~ 이게 뭐라고, 정말 기뻤다. 대학 시절 장학금을 받았을 때보다, 직장에서 성과급을 받았을 때보다 더 기뻤다. 이때 결심했다. 회사에서 직원들한테 가끔 이벤트를 열어 현금으로 시상해야겠다고. 가장 기분 좋은 문자 메시지가 "입금됐습니다!"라고 하지만 바로 손에 쥐어주는 현금에 비하랴! 한달 PT 비용 벌었다~!

이제 체지방량, 체지방률도 표준 범위 안으로 들어왔고 11이었던 내장지방 레벨도 6으로 낮아졌다. 체중은 아직도 표준 이상이었지만 근육도 표준 이상이었기 때문에 크게 신경 쓰지 않았다. 몸은 많이 가벼워져서 운동할 때 확실히 편해지고 힘도 더 붙는 느낌이

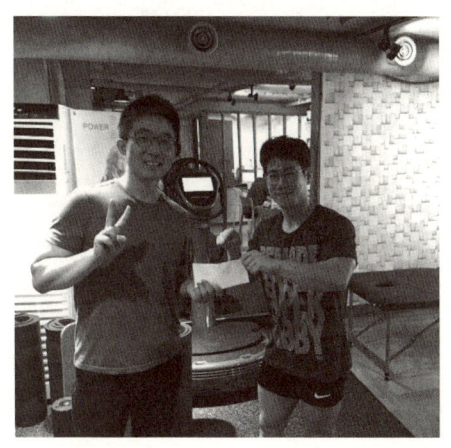

7월 다이어트왕 시상식. 봉투 안에 현금 40만 원!

었다. 숫자와 모양에서 차이가 보이니까 운동과 식단 조절 모두 재미가 느껴졌다. 이전에는 하체운동의 꽃이라 불리는 스쿼트를 많이 하지 않았는데, 이제는 재미가 붙어서 이마저도 즐거웠다. 최 코치가 잘 보조해주고 부상 방지를 최우선으로 하는 스타일이라 안심이 되었다. 일 때문에 저녁에 일반 식사를 한 날은 집에 들어가기 전에 센터에 들러서 스쿼트로 먹은 칼로리를 다 뽑아내고 가곤 했다. 잘 먹은 만큼 몸에 에너지도 가득 차서 평소보다 무게도 더 들고 조금 수월하게 느껴지기도 했다. 최 코치도 옆에서 보고 있다가 "뭐 잘 드시고 오셨지요?" 하고 물어보곤 했다.

세상 일은 동전의 양면과 같아서 나쁜 일이 생기면 반드시 그만큼의 좋은 일이 반대쪽에 붙어 있으니 양쪽 면을 다 볼 필요가 있다는 말을 어느 강연에서 들은 적이 있다. 몸 만드는 기간 내내 가장 힘이 되어주었던 말이다.

식스팩에 필요한 건 더하기가 아닌 빼기

지방이 빠지면서 배에 드디어 희미하게나마 식스팩 윤곽이 보이기 시작했다. 몸짱들이 TV에 나와서 "식스팩은 누구나 갖고 있는 거예요. 지방으로 덮여 있어서 안 보일 뿐이에요"라고 할 때 '그래 이론적으로 말은 된다. 하지만 믿지 못하겠다' 생각했는데, 진짜였다. 식스팩은 플러스(+)가 필요한 게 아니라 마이너스(-)가 필요한 것이었다. 이쯤 되니 흥분이 되어 페이스북에 올리고 자랑했다.

두 달 조금 넘게 다이어트해서 체지방 13kg 뺐다고 하니 지인들이 비결을 알려달라며 텅빈 냉장고처럼 썰렁했던 내 페이스북에 댓글을 줄줄이 달기 시작했다. 나름 비결이랍시고 정리해서 알려주려고 하다가 뭔가 중요한 걸 깨닫고 바로 고개 숙이는 댓글을 달았다. 겸손의 중요성을 다시 새기며 그대로 옮긴다.

"관심 보여주시고, 팁 공유 원하신 분들께. 팁 정리하다가 정신

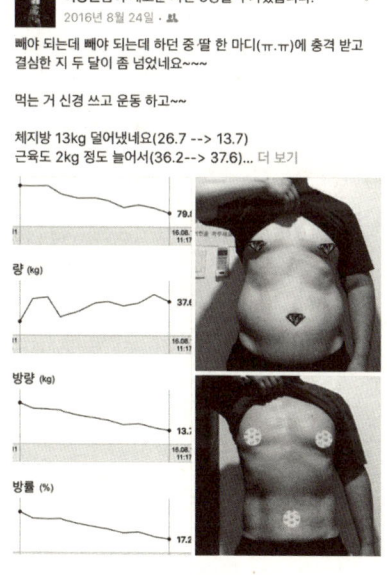

겸손을 깨닫게 한 포스팅

차리고 깨달았네요~. 난생 처음 맛보는 느낌에 기쁜 나머지 자랑한 건데, 아직 목표의 60%밖에 하지 못한 주제에 뭣(!?)을 공유한다고.^^; 저 아직 몸도 무겁고 지방이 처지고 흔들리고ㅠㅠ 턱걸이 단 1개도 못합니다.ㅜㅜ 건방 떨어 죄송해요.ㅎㅎ 11월에 100% 채워서 멋진 사진들과 함께 경험담 꼭 공유하겠습니다. 조금만 기다려주세요~~."

그때 이후로 일단 흥분을 가라앉히고 차분하게 마음을 다잡았다. 내 몸 만들기 시즌1도 이제 중기를 지나서 말기로 접어들었음을 느낄 수 있었다. 이제 포기할 걱정은 하지 않는다. 운동도 식단 조절도 본격적인 궤도에 올라섰고 멘탈도 '쨍!' 하는 느낌으로 자리 잡았다. 경험해보신 분들은 공감할 것이다. 머리에서 '쨍!' 하는 소리가 들리는 듯한 느낌. 이 단계가 되면 스스로에 대한 믿음이 생긴다. 자존감은 중요성을 강조하는 캐치프레이즈 한마디로 높아지는 것이 아님을 경험했다. 작은 것이라도 성취하는 경험을 반복하는 과정에서 저절로 높아지는 것이다. 이안 로버트슨의 《승자의 뇌》에서도 "뇌는 승리의 쾌감을 기억한다"라고 하여 반복되는 승리의 경험이 중요함을 강조했다.

되찾은 나의 가슴

이쯤 되었을 때 문득 잊고 있었지만 아주 중요한 문제가 저절로 해결됐다는 사실이 생각나서 무척 기뻤다. 그 기쁨은 아직도 말로 표현할 수가 없다. 그것은 내게 몸 만들기 성공의 만족도에서 가장 높은 곳에 위치하는 문제였다. 처음에 상담하면서 '여유증 수술'에 대한 고민을 털어놨는데 최 코치는 웃으면서 가볍게 답해줬다.

"저도 그랬어요. 걱정 마세요. 그냥 체지방이 많아서 튀어나오고 처진 거예요. 체지방 빠지면 괜찮아져요."

믿지는 못했지만 기대는 했었다. 그의 말이 맞았다. 그냥 살이 많이 쪘던 거였다. 체지방 빼고 근육 늘렸더니 언제 그랬냐는 듯이 정상적인 가슴으로 돌아갔다. 아니, 한 번도 가져보지 못한 가슴으로 탈바꿈했다는 말이 더 어울렸다. 여유증과는 비교가 안 되지만 엉덩이가 많이 튀어나오는 이른바 '오리궁둥이'도 고민거리였는데 살이 빠지면서 이것도 저절로 해결되었다. 전체적으로 체지방이 빠지고 스쿼트도 많이 하니까 '이게 내 엉덩이인가?' 할 정도로 작아졌고 힙업이 되었다. 요즘은 아래 위로 쫄쫄이 입고 운동한다. 수술비 아낀 것만 쳐도 PT 비용 뽑고도 남았으리라. 운동하면 돈이 절약되기도 하고 돈을 벌 수도 있다. 물론 호르몬의 문제로 정말 치료가 필요한 사람도 있을 수 있다. 내 말만 들을 것이 아니라 의사와 상담을 해봐야 할 수도 있다. 나는 그저 내 경험을 이야기할 뿐이다.

"내 몸무게가 얼마나 많이 나가는지는 철봉에 매달려보면 안다."

한때 장안의 화제였던 드라마 〈미생〉에 나오는 대사다. 나는 태어나서 턱걸이를 한 개도 해본 적이 없었다. 남자는 턱걸인데~ 창피했다. 책으로 인터넷으로 '초보자 턱걸이하는 법' 등 많이 찾아보다가 몸을 만드는 과정에서 깨달았다. 지금도 즐겨보는 유튜브 채널 '데스런'의 조성준 트레이너가 그랬다.

"체중 많이 나가면 턱걸이 못해요. 저도 80kg 넘으면 못 땡겨요!"

그런데 몸무게 90kg에다 3분의 1이 체지방인 몸으로 턱걸이를 해보겠다고 방법을 검색하고 공부하고 그랬구나. 다 부질없는 짓이었다. 그냥 몸이 무거웠을 뿐이다.

고지가 보인다!

자존감이 조금 높아지고 뇌가 승자의 뇌로 바뀐다고 해서 운동 기구들이 갑자기 가벼워진다거나 닭가슴살이 갑자기 맛있어진다거나 하지는 않았다. 역시 어려움은 사라지는 것이 아니라 수준에 맞게 조정되는 것이라는 말이 실감이 갔다. 오히려 힘은 점점 더 드는 단계로 접어들었다. 11월에 접어들어 사진 촬영 날짜가 다가오면 다가올수록 식단은 점점 더 깨끗(?)해졌고, 체지방은 빠질 만큼 빠져서 몸이 가벼운 만큼 기구를 드는 운동은 힘들어졌다.

그때 닭가슴살과 함께 오징어를 데쳐 먹기도 했다. 다이어트 하면 닭가슴살과 계란 흰자만 떠올리는 경우가 많은데 오징어와 주꾸미 등도 아주 좋은 단백질 공급원이 될 수 있다. MBC 〈나 혼자 산다〉에 출연한 모델 한혜진 씨의 다이어트 비결에서 배웠다. 나는 집에서 오징어나 주꾸미를 잘 씻어서 스테인레스팬에 물 없이 중불에 5분 정도 익혀 맛있게 먹을 수 있었다. 육즙을 가두어 거의 굽는 것처럼 하니까 초고추장 없이도 맛있게 먹을 수 있어서 다이어트 식단으로 아주 좋았다. 계란을 반숙보다 좀 덜 익을 정도로 프라이해서 오징어와 함께 도시락으로 싸 가서 노른자를 소스 삼아 버무려서 먹으면 최고의 식사가 되었다. 이때 탄수화물은 호박고구마 구운 것으로 대체하여 섭취했다. 역시 스테인레스팬에 잘 씻은 고구마를 넣고 물 4분의 1컵 정도를 부은 다음 중불에 15~20분 정도(고구마 크기와 개수에 따라 조절) 익혀서 찐 듯 구운 듯한 고구마를 만들어 먹었는데, 맛도 좋고 먹기도 편해 아주 좋았다. 자주 먹어서 질릴 때는 으깨서 얼려놨다가 가지고 나오면 적당히 녹아서 고구마 아이스크림처럼 되었다.

60대 체력에서 20대 체력으로

간절히 원하면 정말로 신이 도와주시는 것일까? PT숍에서 이전엔 없던 새로운 이벤트를 열어주었다. 이건 정말 나를 위한 활력소라고 생각되었다. 바로 '체력왕 이벤트'. 푸시업, 스쿼트, 윗몸일으키기를 각각 1분간 하고 2.4km 달리기 시간을 재서 각 종목 1등 5만 원, 종합 1등 10만 원을 상금으로 주는 이벤트였다. 상금 욕심도 났지만 무엇보다 내 수준이 어느 정도인가 하는 궁금증이 생겼다. 보디프로필 촬영을 목표로 한 것은 골인 지점으로 삼고 싶어서 였고, 모양보다 기능에 중점을 두고 운동하고 있었기 때문이다. 목표는 처음부터 식스팩이 아니라 푸시업과 턱걸이였다. 특히 기대가 되었던 이유는 집에서 아침에 스테퍼로 유산소운동을 한 다음 푸시업을 해보면 전과는 다른 느낌이었기 때문이다. 몸은 전과는 비교할 수 없을 만큼 많이 가벼워졌고 근육은 단단해져서 20~30개는 그다지 힘들지 않게 해낼 수 있게 되었다. 예전이라면 꿈도 못 꿨겠지만 이젠 한번 해볼 만하지 않을까?

이벤트가 아니라 중요한 대회라고 생각하면서 정말 진지하게 출전했다. 결과는 푸시업 1등, 달리기 1등, 종합 1등으로 총 상금 20만 원을 차지했다. 믿을 수가 없었다. 다이어트왕으로 40만 원 획득했을 때보다 몇 배 더 기뻤다. 특히 2.4km를 끝까지 달릴 수도 없었던 내가 달리기 1등이라니! 타이틀이 체력왕이라니!!

결과표를 뽑아보니 모두 평균을 훨씬 초과하는 20대 초반의 체력이라고 나와 있었다. 처음에는 거의 60대였는데 반년도 안 되어 40년 가까운 세월을 거슬러 올라간 것이다. 지쳐가고 있던 즈음에 새로운 활력소가 되었다. 아이들 학교 친구 엄마들이랑 여행 가는 와이프에게 상금을 용돈으로 주면서 자랑했다. 회사에서 월급이나 보너스 갖다줄 때보다 기분이 더 좋았다. 아내도 뜻밖의 용돈에 기뻐해주었다. 작은 활력소가 일상을 행복하게 해준다.

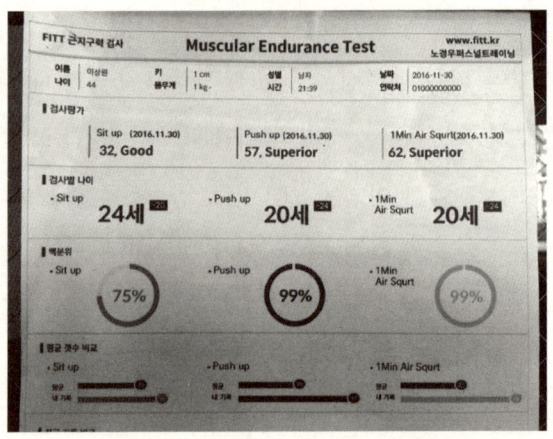

체력왕 이벤트 결과 모두 20대 초반!

새로운 활력소, 태닝과 왁싱

보디프로필 사진을 좀 더 멋있게 찍기 위해 태닝숍에서 몸도 보기 좋게 태웠다. 원래 속살이 하얀 편이라 호기심은 있었지만 선뜻 시도해보지는 못하던 차였다. 과하지 않고 적당히 연한 초콜릿색으로 그을린 피부를 보면서 하길 참 잘했다는 생각이 들었다.

더 재미있는 경험도 했다. 바로 제모. 일명 왁싱. 태닝을 하려면 몸에 난 털을 제거해야 했다. 나는 몸에 털이 그렇게 많지 않은 편이라 다른 부위는 괜찮았지만 다리털은 말 그대로 '밀어야' 했다. 그리고 복부도 짧은 옷을 입고 촬영할 수도 있으니까 보이는 부위는 제모하는 것이 좋겠다고 했다. 다행히 '브라질리언 왁싱'까지는 안 해도 된다고 했다. 인터넷에서 브라질리언 왁싱 체험기를 검색해보시라. 배꼽 빠지게 웃을 수 있다. 샤워하면서 혼자 일회용 면도기로 다리털을 깎는데 자꾸 웃음이 나왔다. '별 경험을 다 해보네' 생각했는데, 어라? 끝나고 나니까 이게 생각보다 기분이 좋다!?!? 맨질맨질한 살을 만져보니 느낌도 괜찮고, 거울에 비친 모습을 보니까 깔끔해서 보기도 좋았다. '이래서 왁싱, 왁싱 하는군!' 역시 사람은 자기가 경험해보지 않은 일에 대해 함부로 이야기해서는 안 된다는 교훈을 얻었다. 왁싱숍에 여성들뿐 아니라 남성들도 그렇게 많이 간다고 하는데, 자기 몸을 소중히 여길 줄 아는 스타일리시한 친구들이었군. 나중에 브라질리언 왁싱도 해보자고 마음먹었다. 아내에게 이야기하니 질색을 했다. TV프로그램 〈미운 우리 새끼〉에서 박수홍 씨가 왁싱을 한다 했을 때 어머니들이 보였던 반응과 똑같았다. 비밀로 하고 조용히 하기로 했다. 어쨌든 태닝과 왁싱, 새로운 활력소를 얻고 싶은 분들께 추천한다.

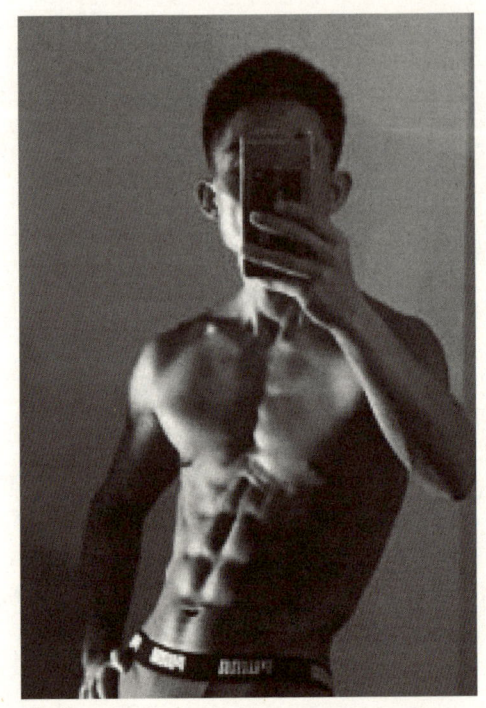

초콜릿색 복근이 선명한 마지막 태닝 후 사진

마지막 고비를 넘어

드디어 촬영 1주일 전. 이제는 진짜 막바지까지 왔다. 이때는 식스팩 사이에, 몸 곳곳에 조금이라도 남은 체지방을 '파낸다'라고 표현할 정도로 최선을 다해야 하는 시기다. 최 코치는 이미 내가 중년의 아저씨인지 진짜 선수인지 분간이 안 가는 눈치였다. 지금까지 그 정도의 자세를 보여주었다고 칭찬해주었다. 그리고 마지막까지 최선을 다해서 만족할 만한 성과를 얻자고 격려를 아끼지 않았다. 고마웠다. 나중에 생각해보니 그렇게 최 코치가 밀어붙여준 덕분에 멘탈을 끝까지 유지할 수 있었다. 이런 경험이 나중에 사업뿐 아니라 인생을 살아가는 데도 크게 도움이 될 것이라 생각되었다. 최고의 코치, 최병희 트레이너에게 다시 한 번 감사를 표한다.

월화수 주꾸미, 목금토 호박고구마

마지막 고비인 밴딩과 로딩. 일정 기간 탄수화물 없이 단백질만 먹으면서 운동을 통해 몸 안에 있는 탄수화물을 제거한 뒤, 다시 일정 기간을 단백질 없이 탄수화물만 먹음으로써 근육 내에 글리코겐을 가득 채우는 과정이다. 보통 마라톤 선수 등이 운동할 때 에너지를 폭발적으로 내기 위해서 하는데, 보디프로필을 촬영할 때 몸을 좀 더 빵빵하게 보이기 위해 하는 경우도 많다. 각자의 상태에 따라 해야 할지 말아야 할지, 하더라도 얼마나 어떻게 할지는 전문가와 함께 꼼꼼하게 체크해서 진행하면 된다. 체지방 제거가 효과적으로 선행되어 있지 않으면 할 필요성도 없고, 보디프로필을 찍을 때 밴딩과 로딩까지 할 필요는 없다고 하는 이도 있으니 참고하기 바란다.

나는 이미 아주 긍정적인 멘탈이 되어 있었기 때문에 모든 과정을 아주 즐겁게 진행했다. 월화수 3일 동안은 데친 주꾸미만 먹었고, 목금토 3일 동안은 가래떡 구운 것과 구운 호박고구마 으깨서 얼렸다 녹인 것만 먹었다. 첫 3일은 탄수화물 없이 운동을 하니까 조금 힘들었고, 나중 3일은 가벼운 유산소운동만 한 데다가 가래떡과 고구마가 뜻밖에 아주 맛있어서 행복했다. 물론 처음 해보는 것이니 쉽지는 않았지만 곧 끝난다고 생각하니 견딜 만했다. 처음 찍는 보디프로필 사진이 얼마나 멋지게 나올까 하는 궁금함과 촬영이 끝나면 맛있는 음식을 실컷 먹을 수 있다는 기대감으로 생각보다 힘들지는 않았다.

"난민 같다" "감사해요"

막바지에 나를 힘들게 한 것은 따로 있었다. 바로 가족들과 지인들의 걱정 섞인 참견이었다. 체지방을 20kg 이상 뺐으니 몸이 너무 말라 보였다. 특히 얼굴에 살이 하나도 없으니 걱정도 되었을 것이다. 이해는 갔지만, 안 그래도 못 먹어서 예민해져 있는 상황에서 "너무 뺐다", "병자 같다", "난민 같다" 등의 걱정은 귀에 거슬렸다. 그래도 웃으면서 "곧 끝나요", "감사해요" 하면서 웃어넘겼다. 뭔가 멘탈이 달라져 있기도 했지만, 무엇보다 가장 신경이 쓰였을 아내가 한마디도 참견하지 않고 묵묵히 봐주고 있었기 때문에 참을 수 있었다. 나중에 끝나고 나서 아내가 친구들에게 "얼마나 신경 쓰이고 짜증났는지 남편은 모를 거야"라고 하는 말을 듣고 얼마나 고마웠는지 모른다.

아내를 보면서 나도 한 가지 교훈을 얻었다. 진짜 걱정되면 참견하지 말고 믿음으로 응원하고 격려해주면 된다. 충분하든 부족하든 대비는 본인이 가장 잘한다. 본인을 가장 잘 알고 사랑하는 것은 본인이다. 나도 책과 인터넷에서 필요한 중요 정보를 확인하고 전문가와 상담하면서 진행한 것이다. 그리고 정말 운이 좋게도 센터 옆에 궁합이 딱 맞는 재활의학과가 생겨서 몸 컨디션에 관한 상담까지 받아가면서 잘 진행할 수 있었다. 한튼재활의학과의 조광연 원장은 보디빌더 출신의 의사로, 몸을 잘 만들고 싶으면서 한편으로는 조심스러운 내 마음을 누구보다 잘 이해해주고 예방하고 치료해주었다. 사진 촬영 전후로 피 검사를 비롯한 호르몬 검사까지 해서 몸 상태가 어떻게 변하고 회복되는지 꼼꼼하게 체크해주었기 때문에 몸뿐 아니라 마음의 평안까지 얻을 수 있었다. 무엇이든 일단 본인 스스로 잘 알아야 하고, 더하여 전문가에게 잘 상담받아야 한다.

최근에 JTBC 프로그램 〈말하는 대로〉에서 서장훈 씨가 이렇게 말하는 것을 보았다. 그때의 내 마음을 잘 대변해주는 것 같다.

"사람마다 자기가 생각하는 목표나 행복의 기준이 다 다르잖아요. 그러나 자기가 어떤 일을 하든지 본인이 하는 일에서 최고의 성과를 내보겠다, 내가 하는 분야에서 장인, 최고가 되어보겠다고 하는 분들은 제 이야기가 조금은 도움이 될 수도 있을 것 같아요. 자기의 꿈이랑 가깝게 다가가려고 한다면 자기 자신에게 한없이 냉정해져야 된다고 저는 믿어요. 저의 경험을 통해서. 아무리 옆에서 누가 뭐래도 '야, 너 그 정도면 충분히 잘했어'라고 해도 이걸로 만족한다면 발전이 없어요. 'I am still hungry'라는 말 잘 아시죠. 계속 배가 고프고 뭔가를 갈구해야만 더 '스텝 업'이 된다고 생각해요. 여러분들이 갖고 있는 열정은 그대로 두시되 자기 자신에 대한 평가는 냉정하고 박하게 하면, 여러분들이 원하는 목표에 훨씬 더 쉽게 도달할 수 있을 거예요."

촬영 전에 최종적으로 진행한 체성분 측정 결과는 아래와 같다. 체중 22.3kg 감량, 체지방 23.6kg 감량, 체지방률 25.1% 감소. 내장지방은 거의 없고, 근육량이 1kg 가까이 늘어 표준 이상이라는 것이 눈에 띈다. 내 몸이 맞나 싶었다. 실감이 안 갔다.

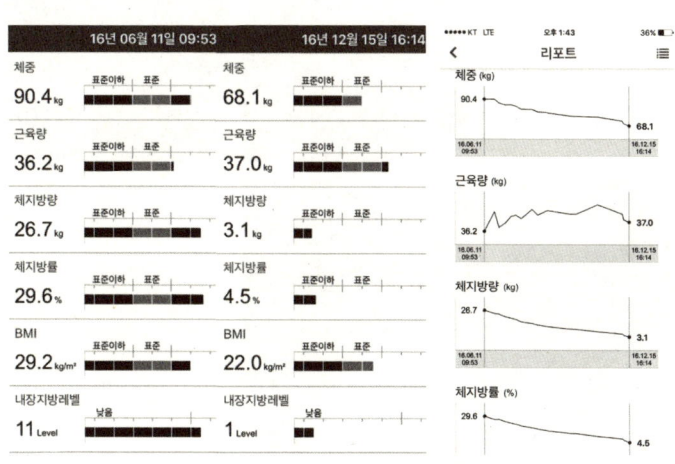

체성분 측정 최종 비포 & 애프터

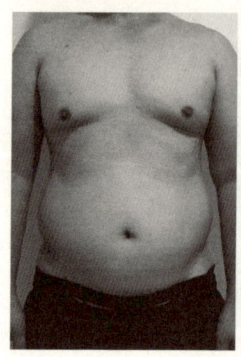 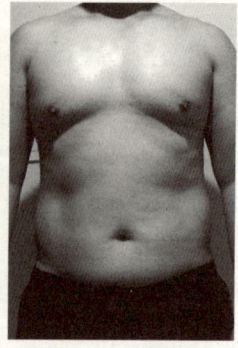

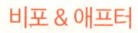
비포 & 애프터

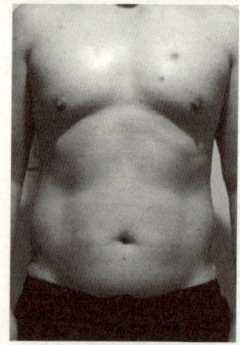 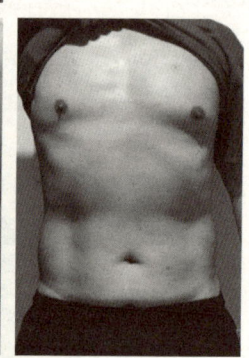

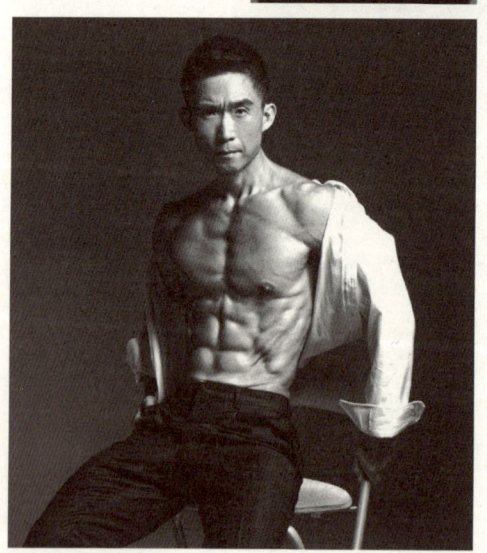

나, '모델님'이야

 드디어 촬영 당일. 막바지의 모든 스트레스를 한 방에 날려준 정말 환상적인 사건이 일어났다. 마지막 몸에 남은 수분까지 없애 최대한 피부와 근육을 분리시키고(이미 그 사이에 지방은 없다) 예쁘게 보이려고 촬영장 가기 전에 사우나에 갔다.

 오랫동안 수분을 섭취하지 않은 상태에서 사우나에 가면 위험하지 않은가 하는 걱정은 마시길. 사소한 것 하나까지 아주 귀찮을 정도로 전문가와 상담하며 진행했으니까. "가래떡 하나 더 먹어도 돼요?" 물어볼 정도였으니 말 다했지 뭐가. 평소에도 사우나에 가면 때를 밀지는 않고 탕과 사우나를 왔다 갔다 하며 피로만 풀고 씻고 나오는 편이지만, 이날은 정말 아무것도 안 하고 땀만 빼러 갔다. 아주 조금의 수분 흡수도 막기 위해 샤워도 잠깐 땀만 닦아낼 정도로 하고, 보디로션도 안 발랐다.

  탈의실에서 옷을 벗고 사우나로 향하는데, 사람들의 시선이 내 몸으로, 특히 식스팩 선명한 복근과 탄탄한 가슴으로 집중된다. 그것도 대놓고 바라보는 게 아니라 눈동자만 살짝 돌려서 힐끔힐끔 쳐다본다. 뜨끔하며 또 하나 깨달았다. 아름다운 여성이 지나갈 때 나는 티 안 나게 본다고 눈동자만 돌려서 보곤 했지만, 다 눈치챘겠구나. 역시 경험이 최고의 선생이다. 분명히 최고조로 몸이 힘들어야 할 때였는데, 마치 환각 상태에 빠진 듯 하나도 힘이 안 들고 오히려 신이 났다. 땀을 적당히 빼고 나왔더니 내가 봐도 최고의 몸 상태였다. 촬영 준비 끝!

청바지가 쏙~ 들어왔다!

  우리나라 최고의 보디프로필 스튜디오 중 한 곳인 알타클럽에 일찌감치 도착하여 근처 미용실에서 머리도 보기 좋게 다듬었다. 휴일인데도 도와주러 온 최 코치와 함께 드디어 촬영장에 입장했다.

  스튜디오에서는 촬영하러 온 손님을 '모델님'이라고 부른다. 하루 동안 진짜 모델이 되어보는 것이다! 내 앞에서 촬영이 진행되고 있었다. 분위기 파악 삼아서 들여다봤는데, 허걱! 몸의 차원이 달랐다. 정말 멋있었다. 딱 보기에 젊고 탱탱했다. 게다가 이 모델님, 자신감 넘치는 모습으로 누드 촬영을 하고 있었다. 세상은 넓고 몸 좋은 분이 많다는 걸 느낄 수 있었다. 나중에 스튜디오의 SNS를 보고 다시 한 번 본격적으로 놀랐다. 이 몸 좋은 분들 다 어디에 있는 거지? 그들만의 나라가 따로 있는 거 아닐까? 기죽은 내 표정을 본 최 코치 왈, "걱정 마세요. 젊어서 그래요." 헐. 그걸 위로라고. 하지만 그가 곁에 있어서 아주 든든했다. 처음에 이야기했던 것처럼 휴일에 미안하니 혼자 가겠다고 했으면 완전 뭐 될 뻔했다.

사소한 것 하나까지 생전 처음 겪어보는 거라서 낯설고 힘들기는 해도 시간 가는 줄 몰랐다. 옷 벗고 돌아다녀도 누구 하나 신경 쓰지 않고 자기 할 일 하고 있는 분위기가 프로들의 현장 같아 신기함에 더 두리번거렸다. 아마 촌스러운 중년 아저씨 하나가 신경을 쓰이게 했을 거다.

간단하게 얼굴 메이크업 받고, 입고 찍는 게 아니고 벗고 찍는 거라 의상이 간단하기는 해도 고를 건 고르고 했다. 최고의 순간은 청바지를 입는 순간이었다. 눈으로 보기엔 안 들어갈 게 확실한 청바지를 작가가 골라줬다.

"이게 들어가요?"

"모델님, 지금 몸으로는 여기 있는 옷 다 들어갑니다."

정말? 쏙~ 하고 아주 가볍게 들어가는 순간, 정말 기분 최고였다. 상의는 인기 드라마 〈도깨비〉에서 공유가 즐겨 입을 것 같은 니트 카디건을 골라주었다. 상하의 매치가 최고로 마음에 들었다.

게다가 평소엔 감히 꿈도 못 꿀 멋진 모자까지. 촬영 중에 작가가 나이를 묻기에 "사십 중반이요" 했더니, "와우~, 모델님은 분명 중년들에게 꿈과 희망을 주실 거에요!"라고 목소리를 높였다. 칭찬이지?

명예의 전당에 오르다

사람들이 여행을 하는 건 새로운 환경에서 새로운 경험으로 새로운 에너지를 얻기 위해서라고 했던가. 나는 지도에도 없는 '모델의 나라'로 여행을 갔다 왔다. 정말 꿈도 못 꿨던 경험을 통해 새로운 에너지를 가득 충전하고 돌아왔다. 이렇게 좋은 줄 알았으면 20대에 할 걸 하는 아쉬움이 생겼다. 아냐, 아직 안 늦었어! 매년 새로운 콘셉트로 사진을 찍기로 했다. 나중에 모아서 화보집을 만들어 지인들에게 기념으로 선물해주겠다는 새로운 꿈도 생겼다.

20대들이여~, 성장호르몬 팡팡 솟아나와서 돌멩이만 들었다 놨다 해도 근육이 뽕뽕 만들어질 때 마음껏 몸 만들고 꼭 사진으로 남겨놓으라. 그때가 지나면 돈과 시간이 아무리 많아도 살 수 없는 보석을 갖게 될 것이다.

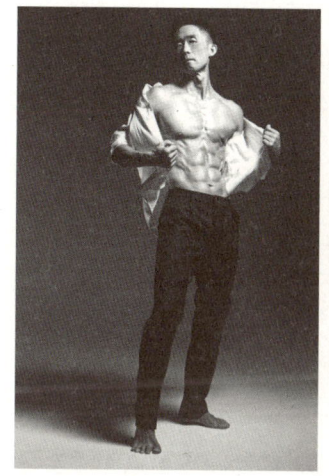
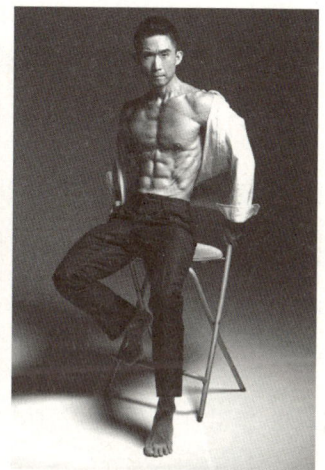

최종 프로필 사진

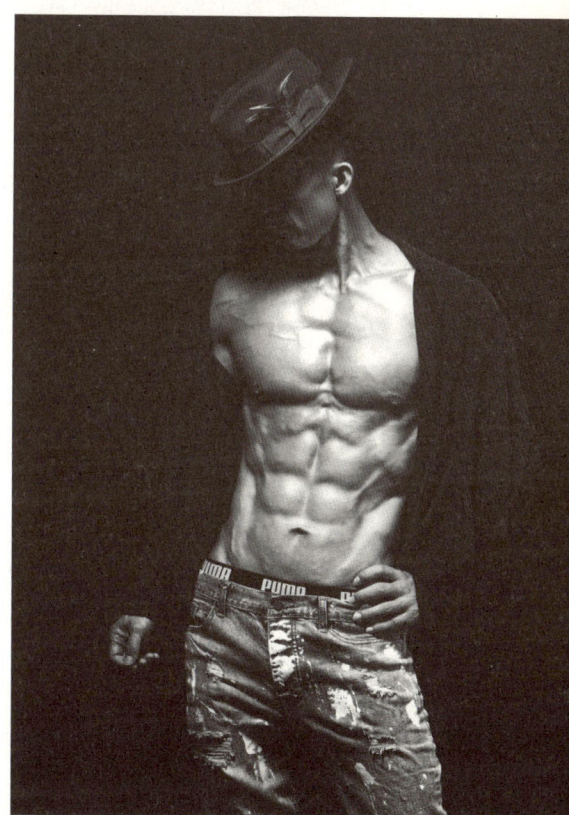

촬영이 끝나고 얼마 지나지 않아 최 코치가 흥분해서 메시지를 보내왔다. 자신도 못 올라본 알타클럽 명예의 전당에 내가 올랐다고. 20대 속에 중년 아저씨 하나 정도 양념으로 있는 것도 괜찮을 것 같아 올려줬겠지 하는 생각은 들었지만 기분은 최고였다. 나처럼 일반인도 있지만 대부분 프로 선수나 트레이너들이었다. 최고들 속에 한 자리 잡고 있는 내 모습이 대견해서 한참 들여다보았다. 남자는 역시 인정받는 게 최고라더니!

PT숍에서도 멋지게 액자로 만들어서 벽에 걸어주었다. 일찍 몸을 만든 20대 청년들 틈에서 그들의 호위를 받으며 걸려 있는 내 모습이 뿌듯했다.

6개월 만에 다시 태어나다

내가 몸을 바꾸자 사람들은 깜짝 놀라는 수준을 넘어 뜻밖이라고 할 정도로 뜨거운 관심을 보였다. 프로필 사진 중 얼굴을 거의 다 가린 사진은 '당연히' 내가 아니라고 생각했다고 한다. 무엇이 그들을 그렇게 깜짝 놀라게 했을까? 오히려 내가 궁금해졌다. 해답의 실마리는 아주 우연한 곳에서 찾을 수 있었다.

무엇이 그들을 깜짝 놀라게 했을까?

2016년 11월부터 JTBC에서 방송되어 큰 인기를 끌었던 〈팬텀싱어〉라는 새로운 오디션 프로그램은 나도 아주 재미있게 보았다. 성악, 뮤지컬, 팝, 가요 등이 어우러진 크로스오버 4중창단을 뽑는 신선한 내용이었는데, "힐링이 되었다"거나 "감동의 눈물을 흘렸다"는 시청자가 많았다. 수많은 경연이 화제가 되었는데, 그중에서도 사람들이 최고로 꼽은 무대는 로커 곽동현과 테너 이동신이 함께 부른 '카루소'였다. 감동의 포인트는 누가 뭐래도 곽동현의 변신이었다. 그는 이미 같은 방송사의 〈히든싱어〉라는 프로그램에서 로커 김경호의 모창으로 우승을 차지했던, 콘서트도 많이 하는 기성 가수였다. 뛰어난 가창력을 뽐냈지만 4중창단을 뽑는 프로그램의 성격과는 맞지 않는다는 이유로 1차전에서 탈락할 뻔했다. 그러나 2차전에서 테너 이동신과 호흡을 맞춰 '카루소'를 멋지게 불러냄으로써 사람들의 우려를 엄청난 환호로 바꾸어버렸다. 그는 이후 변화무쌍한 모습으로 계속 호평을 받아 준우승이라는 좋은 성적으로 대회를 마칠 수 있었다.

〈팬텀싱어〉의 곽동현을 보면서 사람들이 내게 보여준 기대 이상의 뜨거운 반응이 무엇 때문인지 알 수 있었다. 많은 경우 감동의 포인트는 변화와 발전을 통한 반전에 있다. 내가 몸을 아무리 잘 만들었어도 프로 선수들, 전문 트레이너들, 그리고 20대들의 멋진 몸과 비교할 수 있는 수준은 아니다. 그런 내 몸을 보고 왜 그리 많은 이들이 놀라움 섞인 칭찬을 해주는 걸까? 로커 곽동현 씨가 며칠이라는 짧은 기간 동안 성악 분위기 물씬 풍기는 변신을 이루어낸 것처럼, 나도 6개월이라는 길지 않은 기간을 통해 90kg대 배불뚝이에서 60kg대 식스팩 아저씨로 변신했기 때문일 것이다. 성악

가들이 곽동현 씨의 노래를 실력으로만 평가해보면 흠 잡을 곳이 꽤 나올 수 있듯이, 전문가들이 내 몸을 보면 흠 잡을 곳이 얼마나 많을까? 내 눈에도 보일 정도니까. 그럼에도 불구하고 짧은 시간 동안 이루어낸 변화와 발전이 큰 감동을 준 것이다.

몸 만들기가 안겨준 가장 큰 선물

이전에도 나는 가끔 주위를 깜짝 놀라게 하곤 했다. 사람들은 보통 다수가 하는 선택을 하지 않을 때 놀라는 것 같다. 법대생이면서 고시를 보지 않고 대학원 진학을 한다든지, 박사과정에 진학하지 않고 대기업에 취직한다든지, 작은 회사로 이직을 한다든지, 회사를 나와 창업을 한다든지, 방송사 시험을 본다든지, 영화사 문을 두드린다든지….

이제 와 생각해보면 그건 변신도, 변화도, 발전도, 성장도 아니었다. 동기들은 나처럼 변화무쌍하게 사는 친구가 어디 있느냐며 내 생각과는 상반된 평가를 하곤 한다. 예전의 나라면 그렇게 생각했을 수도 있다. 하지만 지금은 아니다. 내면의 반성을 통한 성장을 수반하지 않는 변화는 그저 단순한 일탈에 불과하다. 매일 진지하게 반성을 하면서 살면 중국 은나라의 탕왕이 일신우일신(日新又日新)한 것처럼 하루하루 새롭게 되고, 시간이 지나면 성장한, 변화된 나를 발견할 수 있는 것이다.

운동과 다이어트를 통해 몸을 만드는 과정이 딱 그렇다. 식단과 동작에 대한 체크와 반성이 끊임없이 반복된다. 부족한 자신을 발견하고 겸손하게 다시 한 번 다짐하게 된다. 그렇게 하루하루 반성하며 묵묵히 실행해가다 보면 어느 날 새롭게 변모한 나를 발견할 수 있다. 신기한 것은 몸의 변화 이상으로 성장해 있는 내면을 마주할 수 있다는 것이다. 운동하는 기간 SNS를 통해 많은 운동 친구들을 사귀었다. 모두 하나같이 묵묵한 모습에 성품이 그렇게 겸손할 수가 없다.

어쩌면 그동안 나는 진정한 변화가 아닌 단순한 일탈과 탈출을 반복했던 것일 수도 있다. 몸 하나 바꿨다고 해서 무슨 대단한 변화와 발전, 성장을 이루어냈다고 생각하지는 않는다. 다만 작은 시작의 점을 찍었다는 생각은 든다. 앞으로 묵묵히 채워갈 시간들이 그동안의 시간들과는 분명히 다를 것이라는 기대를 갖게 된다. 진정한 변화의 맛을 알았다는 것이 이번의 몸 만들기가 내게 가져다 준 가장 큰 선물이다. 참, 몸 만들기를 잘했다. 몸을 바꾸려고 했는데, 인생이 바뀌었다!

3세트

바꾸니 좋더라

몸을 가볍고 멋지게 바꾸고 난 다음에 좋아진 점에 대해서는 사소한 것부터 인생에 중요한 의미를 가지는 것까지 밤새도록 이야기할 수도 있다. 뚱뚱했을 때와는 비교가 안 되게 피곤함이 느껴지지 않는다는 것, 아무리 걸어도 힘이 들지 않는다는 것, 등에 살이 느껴지지 않는 느낌, 지퍼를 채울 때 느껴지는 복부의 허전함(?) 등등 시간과 지면만 허락된다면 할 이야기가 무궁무진하다. 그리고 사실, 이런 사소한 즐거움과 만족감이 사람들에게 의외로 큰 동기부여를 해줄 수도 있다. 하지만 그런 나눔은 기회 있을 때 따로 하기로 하고, 여기서는 인생을 살아가는 데 있어 비교적 중요한 의미를 가지는 것들 중 몇 가지를 공유하려고 한다.

음식이 더 맛있어지다

사람들이 가장 많이 궁금해하는 것부터 이야기해야 할 것 같다. "그 몸을 유지하려면 평생 닭가슴살과 고구마만 먹어야 하는 것 아니냐?"

궁금함이란 때론 두려움의 다른 표현이기도 하다. 두려움은 잘 모를 때 생긴다. 모르니까 행동하기가 힘든 것이다. 그러나 걱정하지 말라고 말해주고 싶다. 몸을 만들고 나면 음식으로부터 어느 정도 자유로워지고 조절하는 능력도 생기기 때문에 생각보다 힘들지 않다. 무엇보다 내가 다른 사람이 되어 있음을 느낀다. '사랑하면 알게 되고 알게 되면 보이나니, 그때 보이는 것은 이전과 다르다'라는 말이 있다. 나의 경험에도 적용할 수 있다. 아는 만큼 보이는 것이다.

몸은 하루아침에 바뀌지 않는다. 꽤 오랜 기간 동안 운동과 다이어트를 하는 과정에서 몸뿐만 아니라 정신도 많이 바뀐다. 분명히 이전과 달라진 나를 발견할 수 있을 것이다. 그때 보이는 것은 이전과 다를 것이다. 뭘 망설이는가, 두려움보다 즐거움이 가득한 세상이 기다리고 있는데!

자유로운 식사

프로필 촬영 다음 날부터 얼마 동안 본의 아니게 혼밥(혼자 먹는 밥) 릴레이를 펼쳤다. 그동안 참았던 음식들을 보다 집중해서 음미하기 위해서였다. 혼밥, 혼술, 혼영(영화) 등을 즐기는 '나 혼자 산다' 족들은 아시겠지만 그다지 눈치 보이지 않는다. 오히려 자유롭기까지 하다. 짜장면, 라면, 뼈해장국, 육개장 등을 하나하나 먹어 가면서 그동안의 노고를 스스로 치하했다. 인터넷에서 '혼밥 레벨'이라는 재미있는 글을 본 기억이 난다. 일식집, 패밀리레스토랑, 고깃집 등이 최고 레벨이었다. 아니다. 진짜 최고 레벨은 '뷔페 혼밥'이다.

일단 몸에 근육 비중을 높여놨고, 촬영이 끝난 뒤에도 운동을 꾸준히 하니까 예전과는 달리 먹어도 쉽게 살이 찌지 않았다. 그리고 어느 정도 다시 살을 좀 찌워둘 필요도 있다는 환상적인 자유를 부여받은 터라 마음 놓고 한번 먹어보자는 생각도 있어서 평소

가족들이랑 자주 가던 패밀리레스토랑 샐러드 뷔페를 점심에 혼자 찾았다. 조금 쑥스러운 건 사실이어서 "두 명이요" 하고 혼자 식사하다가 "한 명이 일이 생겨 못 온대요. 한 명 취소요" 했다. 평소처럼 한 접시 들고 왔다 갔다 하지 않고, 먹고 싶은 거의 모든 음식을 접시마다 조금씩 덜어서 테이블 가득히 깔아놓고 천천히 먹었다. 한창 유행하던 〈팬텀싱어〉 노래를 이어폰으로 들으며 눈을 지긋이 감고 음식 맛을 음미했다. 3시간 동안 천천히 즐겼다. 진짜 맛있었다. 새로운 맛을 느꼈다. 뷔페는 결혼식이나 돌잔치에서처럼 접시에 산더미처럼 쌓아놓고 후다닥 먹어 치우는 곳이 아니었다. 모든 음식을 다 먹어보지 않아도 된다. 어차피 다 아는 그 맛 아닌가? 평소 좋아하거나 오늘 먹고 싶은 음식 위주로, 음식이 서로 섞이지 않게 쌓지 말고 가능하면 접시마다 다른 음식을, 왔다 갔다 하지 말고 테이블에 여러 접시 갖다 놓고 먹어보면 더 맛있다.

그런데 그래 봤자 몇 번이었다. 한창 몸을 만드는 동안 다이어트를 세게 할 때는 '끝나기만 해봐라' 생각하며 라면, 짜장면을 입에 달고 살 줄 알았다. 아니었다. 위에서 이야기한 혼밥 코스들, 그래 봤자 한 번씩이었다. 생각보다 막 음식들이 당기지 않는 것이 조금 당황스럽기도 해서 최 코치한테 물어봤다.

"이상하게 막 먹고 싶어지지는 않네요?"

"원래 그래요~. 그리고 어느 정도는 드셔도 큰 타격이 없어요."

최 코치의 대답에 마음이 무척이나 자유로워지는 걸 느꼈다. 기대하지도 않은 큰 선물이었다. 먹지 말라고 할 때는 그렇게 먹고 싶더니, 먹어도 된다고 하니 별로 안 먹고 싶어졌다. 물론 먹고 싶어질 때는 아주 맛있게 먹었다. 좋은 음식과 좋은 사람을 매칭해서 약속도 잘 잡았다.

인생은 살이 쪘을 때와 안 쪘을 때로 나뉜다

여기서 잠깐, 한때 인터넷을 달구었던 연예인들의 다이어트 명언을 떠올려보자.

"먹어봤자 내가 아는 그 맛이다." (옥주현)

"인생은 살이 쪘을 때와 안 쪘을 때로 나뉜다." (이소라)

"하얀 음식은 절대 먹지 않아요. 그건 독이니까요." (미란다 커)

"죽을 만큼 운동하고, 죽지 않을 만큼 먹었어요." (제시카)

한때는 읽으면 조금 짜증이 나기도 했던 말들인데 몸을 만들고 나서 다시 봤을 때는 많은 부분에서 공감이 갔다. 그중에서도 눈물이 날 만큼 크게 공감이 되었던 말이 있다. 바로 방송인 겸 레스토랑 대표 홍석천 씨의 말이다. 마치 내 상황을 알고 이야기해주는 것같이 단어 하나하나가 모두 가슴에 와닿았다.

"단 1년만이라도 거울을 보고 '우와, 진짜 죽인다'라고 생각할 수 있는 몸을 만들어보고 즐겨봐라. 사람이 100년 가까이 사는데 고

작 1년 그렇게 사는 게 어려워? 1년만 그렇게 살다 보면 30~40대가 되어도 그 즐거움을 알기 때문에 관리하게 된다. 몸이 변하면 주변에 만나는 사람이 달라진다. 어쩌면 인생이 달라질 수도 있다니까?"

어, 돈이 굳네?

음식 다음으로 사람들이 많이 물어보는 것이 비용이다. 'PT는 비싸서 못한다'는 뜻이기도 하다. 하지만 비용은 그것을 지불하고 얻을 수 있는 가치에 따라 상대적으로 평가해야 한다. 낮은 비용이라도 가치가 그에 미치지 못하면 비싼 것이고, 높은 비용이라도 그 이상의 가치를 뽑아낼 수 있다면 싼 것이다. 내 개인적인 경험만으로 싸다 비싸다 단정지어 말하는 것은 적절하지 않으나, PT 비용이 싸다고는 할 수 없는 것이 사실이다. 다만 나 같은 경우에는 높은 비용을 지불하고 그 이상의 가치를 뽑아냈기 때문에 위에서 말한 것처럼 상대적으로 비싸지 않게 느껴졌다.

운동은 무조건 남는 장사

우선 먹는 비용이 줄었다. 이전과 비교했을 때 생활이 아주 담백해졌기 때문이다. 운동 기간에 술은 거의 안 마셨고, 간식도 거의 끊다시피 했다. 식사도 주로 고구마, 닭가슴살, 두부, 계란이었다. 아주 가끔 소고기나 초밥을 한 번씩 먹었다. 일 때문에 함께 식사를 해야 할 때도 비빔밥, 순두부, 생선구이 등으로 조절했다. 가족 외식을 아예 안 할 수는 없었지만, 아무래도 내가 다이어트 중이니 횟수도 줄어들고 종류도 내게 맞추는 편이었다.

수술비도 굳었다. 앞에서 잠깐 말했던 것처럼, 나의 특수한 고민이기는 했지만, 여유증 콤플렉스로 수술을 진지하게 고민했었다. 구체적으로 수술비를 알아본 적은 없지만 몇만 원 수준은 아닐 것이다. 안 해봐서 모르겠지만, 여유증 수술을 받았더라도 체지방이 늘면 다시 튀어나오고 처졌을 것이다. 다이어트와 운동을 병행하는 것이 가장 저렴한 성형수술이라는 이야기를 어디서 본 적이 있는데, 전혀 틀린 이야기가 아니다.

옷값도 벌었다. 옷장 안에 잠들어 있던 코트와 양복 몇 벌을 새로 맞춘 것처럼 입을 수 있게 되었으니 몇백만 원을 번 셈이다. 흔히들 살이 찌면 옷이 작아져서 못 입는다고 표현하는데, 생각해보면 잘못된 표현이다. 옷은 작아지지 않는다. 몸이 커져서 못 입는 것이다. 집에 못 입는 비싼 옷이 몇 벌 있었다. 결혼할 때 처가에서 해준 예복과 트렌치코트. 결혼하자마자 살이 찌기 시작해서 거의 못 입었다. 몸이 작아지자 혹시 입을 수 있지 않을까 하고 꺼내어 입어봤다. 이런! 옷이 컸다. 그것도 많이. 난감했다. 옷이 커서 못 입어본 경우는 거의 없었기 때문에. 보세 청바지 길이를 줄이는 것도 아니고 동네 세탁소나 수선집에 맡길 수는 없었다. 명품을 전문적으로 수선하는 곳이 있다고 해서 가봤다. 예전에 호텔 안에 있던 유명 양복점에서 오래 일하셨고 국제 대회에서 상도 타신 사장님이 "좋은 옷인데 완전 새 거다. 지금도 이거 사려면 몇백만 원은 줘야 한다. 몸에 딱 맞게 고쳐주겠다"고 해서 믿고 맡겼다. 새 옷처럼 아주 만족스럽게 잘 입고 있다.

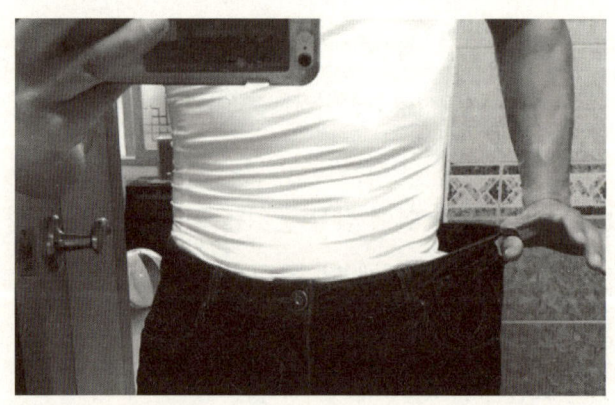

뚱뚱했을 때 꽉 끼게 입던 청바지를 입고 찍은 사진

이렇게 술값, 간식값, 수술비, 옷값 등을 합하면 PT 비용 빼고도 남는다. 운동과 다이어트를 제대로 해서 몸을 원하는 대로 바꾸면 무조건 남는 장사다. 건강을 되찾거나 더욱 건강해져서 얻을 수 있는 가치는 상상할 수 없을 정도다.

긁기만 하면 당첨되는 복권

돈과 건강과의 관계는 〈하나님과의 인터뷰〉라는 영상에서도 잘 표현되고 있다. 어떤 사람이 꿈속에서 하나님에게 질문하고 대답을 듣는다.

"인간에게서 가장 놀랍게 여기시는 점은 어떤 것들이에요?"

"돈을 벌기 위해 건강을 해치고 나서는, 잃어버린 건강을 되찾기 위해 번 돈을 다 써버리는 것이다."

또 다른 우화, 큰 성공을 거둔 사람이 칠판에 '1,000억 원'이라고 써놓고 강연을 한다는 이야기에서는 더 리얼하게 표현되고 있다.

"저의 재산이 1,000억 원은 넘을 겁니다. 첫 번째 0은 명예, 두 번째 0은 지위, 세 번째 0은 돈입니다. 그리고 마지막 1은 건강과 가족입니다. 1을 지우면 0만 남습니다. 건강과 가족을 잃으면 아무것도 아닙니다."

맞는 말이다. 명예가 없어도 100억 원이, 지위가 없어도 10억 원이, 돈이 없어도 1억 원이 남지만, 건강과 가족을 잃는 순간 0으로 돌아가버린다.

  이와 같이 몸을 바꿈으로써 절약할 수 있는 돈과, 바뀐 몸과 정신으로 앞으로 만들어낼 수 있는 수입, 그리고 경제적으로 따질 수 없는 가치들까지 합하면 '뚱뚱한 몸은 긁지 않은 복권이다!'라는 말이 농담으로만 들리지는 않는다. 긁기만 하면 당첨이 되는 복권이니 일반 복권보다 훨씬 좋다. 다만 당첨금이 정해져 있지 않은 복권이다. 어떻게 하느냐에 따라 당첨금이 결정된다. 세상에 이런 복권이 어디 있는가. 밑질 걱정일랑 접어두고 제대로 몸 한번 만들어보시라!

시간의 지배자가 되다

앞서 밝힌 것처럼 나는 몸을 만들기 전부터 《몸이 먼저다》를 읽고 또 읽으면서 저자인 한근태 박사의 담백한 라이프스타일을 부러워했다. 잊을 만하면 반복적으로 머리랑 가슴에 입력되는 그런 부러움이 원하는 몸을 만들겠다는 결심에 직간접적으로 영향을 미쳤던 것 같다. 직접 읽어보면 누구나 나와 마찬가지로 각자 원하는 것에 새롭게 도전하고 싶은 욕구가 생길 수 있을 것이다. 가장 인상적인 구절을 아래에 인용한다.

나의 일상은 심플하다. 새벽에 일어나 대여섯 시간 글을 쓴다. 고도의 집중력이 필요한 일이라 그 이상은 힘들다. 그다음, 오전 10시쯤 슬슬 동네 헬스장에 가서 운동을 한다. 유산소운동과 근육운동을 번갈아가며 하는데, 근육운동에 더 많은 시간을 할애한다. 보통 일주일에 서너 번 한다. 무리하지 않게 한 시간 미만으로 한다. 샤워를 하고 밖을 나서면 온 세상이 내 것처럼 보인다. 세상에 부러울 것이 없다. 운동 전과 운동 후, 세상이 이렇게 달라 보일 수 있다는 사실이 신기할 정도다. 강의가 있는 날은 강의에 맞춰 스케줄을 조정한다. 오전에 강의가 있으면 오후에 운동을 한다. 오후 일정이 없는 경우는 혼자 영화도 보고 산책도 하고 집에 와서 책도 본다. 저녁 약속은 부득이한 경우가 아니면 거의 잡지 않는다. 저녁 약속을 하면 술도 마셔야 하고, 많이 먹게 되고, 무엇보다 에너지 소비가 크기 때문이다. 리듬이 깨져 잠을 푹 자지 못한다. 새벽에 일어나 일을 해야 하는데 지장이 있어 가능한 한 피하려고 한다.

부지런하면서도 여유 있어 보이고, 여유 있으면서도 게을러 보이지 않는 분위기. 노는 듯 하지만 누구보다 일을 많이 하고, 바쁘지만 즐길 것 다 즐기며 사는 모습. 누구나 부러워하는 그런 일상이 아닐까?

시간의 지배자는 제일 먼저 운동한다

몸을 만들고 나서 한 달 정도가 지난 어느 날, 한근태 박사에게

'몸이 먼저다'라는 콘셉트로 책을 써보겠다고 제안 메일을 드렸더니 새벽에 확인하고 바로 답을 주셨는데, '역시~!'라는 생각이 들었다. 직접 만나 뵙고 이야기를 나누면서 그의 진면목을 더욱 잘 느낄 수 있었다. 대기업 사외이사로도 활동 중인 스케줄 때문에 시간은 딱 한 시간 정도밖에 없었는데 그의 리드로 서두르지 않으면서도 참 많은 이야기를 재미있게 나눌 수 있었다. 칭찬과 질문으로 대화를 시작하고, 경청하면서 메모하고, 적절하게 이야기도 들려주시면서 중요한 요점을 짚어주고, 다음 상태를 기약하는 모습에서 강한 인상을 받았다.

건강하게 일과 일상을 리드하면서 즐기는 그의 모습을 보면서 예전에 TV를 보다가 깊은 인상을 받아 메모해두었던 한 사람이 자연스럽게 기억났다. 2011년 9월 10일 방송된 KBS 〈글로벌 성공시대〉에 출연한 김종훈 벨연구소 사장. 벤처회사 유리시스템즈를 창립하고 성장시켜 루슨트테크놀로지에 10억 달러를 받고 매각하면서 미국 400대 부자에 올랐던 신화적인 인물이다. 그는 1년에 반 이상을 해외 출장으로 보낼 정도로 바쁘지만 출장지 호텔에 도착하는 즉시 피트니스센터를 찾아 운동을 한다면서 "운동을 해야 피로도 풀리고 시차도 쉽게 적응하여 일 하는 데에 지장이 없다"고 밝혔다.

시간이 많다는 것은 할 일이 없어 느끼는 한가함이기도 하지만, 바쁜 일상 속에서도 시간을 지배하며 적극적으로 마련하는 상대적인 느낌의 자유로움이기도 하다는 사실을 다시 한 번 깨달을 수 있었다. 《몸이 먼저다》를 읽기 몇 년 전에 한근태 박사가 번역한 책 《시간을 지배하는 절대법칙》도 읽어본 적이 있는데, 이런 책을 번역한 데에도 다 이유가 있음을 미루어 짐작할 수 있었다.

부러워하면 닮아간다

부러워하면 지는 것이 아니라 닮아간다. 아직 몸에 완전히 배지는 않았지만 나도 비슷하게 조금은 흉내 낼 수 있는 정도가 되었다. 이전에도 비교적 잠자리에 일찍 드는 편이었다. 아이들이 아직 어려서 불을 일찍 끄고 잠을 청하고 있다. 다만 새벽에 잠이 깨도 그냥 다시 잤는데, 이제는 일어나자마자 찻물을 끓이고 샤워를 하고 성경 필사를 하면서 머리를 깨우고 하루를 시작한다. 이 책을 쓰기 시작하면서부터는 더욱 즐겁게 새벽을 맞이한다. 어느 정도 글을 쓰다가 아이들과 아내를 배웅하고 나서 오전 일과를 처리하고 운동을 하거나 점심 약속 장소에 간다. 바쁠 때는 집중해서 일을 처리하고 오후에 운동을 한다. 저녁에는 웬만하면 약속을 잡지 않는다.

일찍 자고 새벽에 일찍 일어나니 일도 효율적으로 많이 하고, 생산성도 올라가는 걸 느낀다. 만나는 사람도 많아지고 일도 많아지는데, 시간도 따라서 많아진다는 이상한 느낌이 든다. 점점 더 바빠질 것으로 예상되지만, 그럴수록 더욱 여유를 찾을 수 있을 것이라는 생각도 든다. 이렇게 좋은 시간이 너무 아까우니까 잘 쓰자고 다짐한다. 어떤 경우라도 '몸이 먼저'인 라이프스타일로 잘 대응해 나갈 수 있다는 자신감이 생겼다.

친구가 늘어나다

몸을 만들고 나서 좋은 분들로부터 식사 한번 하자는 연락을 자주 받는다. 게다가 못 먹는 거 많지 않느냐고 먼저 배려해주신다. 배려해주심에 감사하며 이제 기분 좋게 다 먹는다고 답한다. 대단하다고 격려하고 칭찬해주시면서 이것저것 몸에 대해 궁금했던 것들과 고민하고 있던 것들을 물어보곤 하신다. 나는 거꾸로 대단한 일 한 것도 아닌데 좋게 봐주셔서 감사하다고 답하며 경험을 통해 알게 된 것들을 성심성의껏 전해드린다. 분위기가 좋아질 수밖에 없다. 인간관계가 좋아질 수밖에 없다.

이런 과정을 통해서 또 한 가지 중요한 것을 배울 수 있었다. 각자의 분야에서 이미 어느 정도의 성취를 이룬 사람들은 호기심이 많고 겸손하다. 다른 이의 성취를, 그것이 아무리 작은 것이라도 진심으로 인정해주고 부러워한다. 모르는 것을 밝히고 배우는 데 주저함이 없고 자신을 낮추는 것이 습관화되어 있다. 좋은 인연으로 이어가려고 먼저 노력하고 좋은 인연들끼리 이어주는 것을 즐긴다. 이런 분들을 만날 때마다 겸손하게 나를 돌아보며 반성하고 닮으려고 노력한다. 물론 반대의 경우도 많다. 그럴 때도 마찬가지로 겸손하게 나를 돌아보며 반성하고 닮지 않으려고 노력한다. 두 경우 모두 쉽지 않은 노력이나, 긴장하고 의식하지 않으면 자연스럽게 후자의 사람으로 되어갈 가능성이 높다. 몸 만들기의 핵심, 노력하지 않고 가만히 있으면 좋은 습관보다 나쁜 습관이 몸에 밸 가능성이 높다는 것은 이 경우에도 똑같이 적용된다.

한편으로 만나서 한 수 배우고 싶었던 분들에게 겸손하면서도 당당하게 만남을 청할 수 있게 됐다. 특별히 동기부여를 해준 분들을 만나서 감사를 전했다. 혼자 롤모델로 정하고 혼자 이루고 혼자 감사하는 것이지만, 듣는 분들 입장에서는 기분 나쁠 이유가 없지 않나. 이런 분들과 교류하면서 실감하게 된 말이 있다. '어울리는 친구들과 닮아간다'라는 말이다. 틈만 나면 운동하는 사진, 닭가슴살 추천하는 사진, 방송·강연하는 사진, 또 무언가를 배우는 사진, 멋진 라이프스타일 등이 SNS에 올라온다. 자극을 안 받을 수가 없다. 나도 그들에게 그런 친구이고 싶어서 노력하게 된다. 대표적인 몇 분만 소개한다.

민성원 _학습컨설턴트, 머슬마니아 챔피언

　서울대학교 경제학과와 공법학과를 졸업하고 대기업 기획조정실을 거쳐 현재는 본인의 이름을 딴 학습컨설팅 회사 〈민성원연구소〉를 운영하고 있다. 대학 선후배 인연으로 알게 되었는데 2015년 여름 어느 날, 선배의 SNS에 사진 한 장이 올라왔다. "늦은 밤에 술 안 먹고 운동한 지 이 년째"라는 한마디와 함께 올라온 우람한 팔뚝 근육 사진 한 장. 2년 전쯤 사무실에서 뵈었으니까 딱 그때부터 운동을 시작한 것인데 몸이 완전히 바뀌어 있었다. 키는 컸지만 적당히 후덕한 배에서 성공한 사업가의 풍모가 느껴질 정도였는데, 완전히 멋진 꽃중년으로 변신해 있었다.

　이후 틈틈이 사진을 보면서 '나도… 언젠가는…' 하고 있었는데 어느 날 유명한 몸짱 대회인 머슬마니아 스포츠모델 부문에서 우승을 차지했다는 사진이 올라온 걸 보고 깜짝 놀랐다. 그런 대회에서 누군가는 우승하겠지 생각했지만 그게 내가 직접 아는 사람인 경우는 처음이었다. 그리고 얼마 후 남성 스타일 잡지 〈맨즈헬스(Men's Health)〉에서 주최하는 쿨가이 선발대회에서도 입상을 했다는 소식에 또 한 번 놀라며 정말 큰 자극을 받았다. 나도 정기 구독을 할 정도로 좋아하는 잡지이고, 쿨가이는 연예인처럼 먼 동경의 대상이었는데, 아는 선배가 직접 출전해서 상까지 탔다니 존경스럽기도 하고 부럽기도 했다. 이후 본업인 학습컨설팅과 저술, 강연 그리고 방송 활동까지 활발히 하면서 50대 꽃중년 몸짱으로 더욱 유명해지고 있었다.

'멋진 일은 하나의 사건으로 일어나는 것이 아니라 과정에 의해 일어난다'는 말이 있다. 몸을 만드는 것 또한 결단의 순간은 우연히 사건처럼 찾아오지만, 그때까지는 이런 부러움의 순간들이 쌓여가는 과정이 필요하다. 몸을 만들겠다고 결심하고 나서 당연히 선배의 멋진 보디프로필 사진을 포토버킷에 No.1으로 올려두고 틈틈이 보면서 운동을 했고, 결국은 몸을 만드는 데 성공했다. 나의 프로필 사진을 보내드리며 형님 덕분에 자극받아 열심히 해서 성공했다고 하니 축하해주면서 대회에도 출전하고 더욱 정진하라고 격려해주었다.

얼마 후 직접 만나서 아주 재미있고도 뜨거운 시간을 가졌다. 사무실 바로 옆에 멋진 트레이닝룸을 갖춰놓고 틈틈이 운동하고 있다고 해서 정말 대단하다고 느끼며 또 한 번 자극을 받고 왔다. 바쁘기로는 둘째 가라면 서러울 정도의 사람이 시간을 쪼개고 환경을 만들어서라도 자신의 세계를 지켜나가는 모습을 보면서 정말 멋지다고 생각했다.

서울법대 출신 두 명이 공부가 아닌 몸과 스타일을 주제로 한참을 이야기하고 있으려니 재미있었다. 앞으로 선배와 교류하며 새롭게 열어나갈 세계가 사뭇 궁금해지고 기대가 된다.

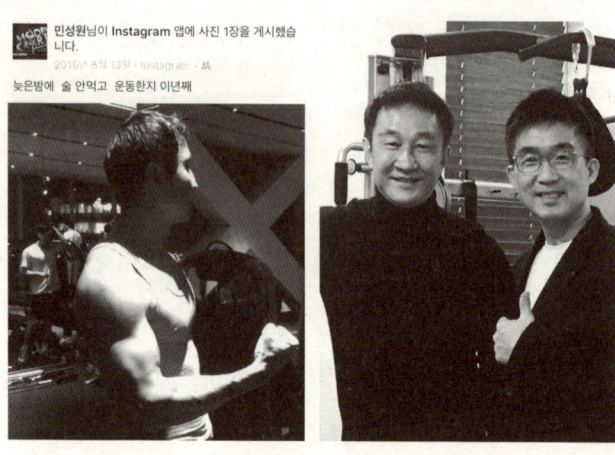

자극의 시작이었던 사진과 최근 함께 찍은 사진

최시훈 _배우, 머슬마니아 월드챔피언

2015년 한글날, 아이들과 함께 정동 세실극장에서 공연 중이던 〈파이어맨 Fire Man〉을 보러 갔다. 소방학교 학생들이 멋진 소방관으로 성장해가는 훈련 과정을 멋진 액션과 춤으로 표현한 공연으로 아주 재미있었다. 공연도 재미있었지만 한 배우의 멋진 근육질 몸매가 유독 눈에 띄었다. 공연이 끝난 후 포토타임 때 용기를 내서 식스팩을 보여달라며 사진을 찍자고 부탁했다. 집에 와서 바로 페이스북 메신저로 팬이 되었다고, 멋지게 몸을 만들어 나중에 같이 사진 찍고 싶다는 메시지를 보냈다.

가끔 안부를 주고받으며 친분을 쌓아가던 중 2016년 봄에 머슬 마니아 피트니스 부문에서 우승을 차지해서 나를 깜짝 놀라게 했다. 민성원 선배와 같은 해 다른 부문에서 우승을 차지했으니 신기한 인연이다. 크게 자극을 받았다. 내가 혼자 마음대로 한 약속이지만, 멋진 몸을 만들어 같이 사진 찍기로 했으니 꼭 지키고 싶었다. 운동을 열심히 하고 있던 가을 어느 날, 다시 출전한 같은 대회에서 또 한 번 우승을 거두더니 한국 대표로 세계 대회에 출전하여 챔피언에까지 올랐다. 축하 인사를 전하면서 꼭 멋진 몸을 만들어 만나자고 다시 한 번 굳게 다짐을 했다.

몸을 만들고 나서 약속대로 직접 만나 반갑게 인사를 나누었다. 내가 진짜 몸을 멋지게 만든 것도 놀랍지만 진짜 만나자고 연락해 와서 더 놀랐다고 했다. 그러고 보니 놀랄 만도 했다. 공연 보러 온 아저씨가 다짜고짜 몸 만들 테니 만나자고 하고는 진짜로 몸 만들어서 만나러 왔으니. 처음 공연 끝나고 같이 찍었던 사진을 꺼내 함께 보면서 진짜 많이 웃었다. 멋진 식스팩 옆에서 쑥스럽게 웃고 있는 뚱뚱한 나는 다시 봐도 웃겼다. 목표를 성취하고 나서 옛날을 추억하며 돌아보는 기분이 정말 좋았다. 목표로 했던 롤모델이 곁에서 축하까지 해주니 최고였다.

지금도 자주 만나면서 그는 나에게 멋진 몸매 유지법을 가르쳐 주고, 나는 그에게 포토버킷앱을 활용하여 꿈꾸는 법을 가르쳐주

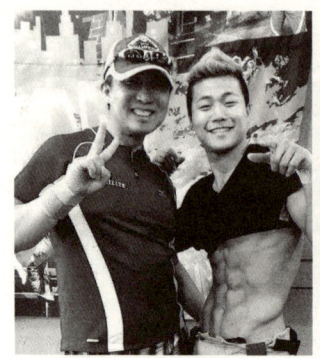 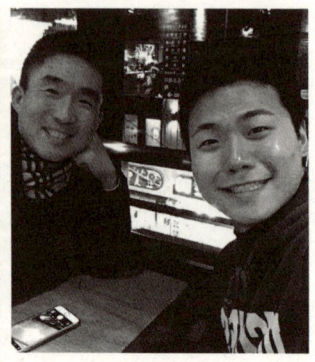

2015년 공연 후 찍은 사진과 최근 만나서 찍은 사진

고 있다. 얼마 전 머슬마니아 아시아챔피언십에도 출전하여 우승함으로써 국내 대회 3연패, 아시아챔피언, 월드챔피언 등 그랜드슬램을 이루었다. 특히 6개월 동안 준비한 세월호 추모 퍼포먼스를 선보여 화제가 되기도 했다. 월드챔피언이 뭐하러 다시 대회에 출전하느냐는 물음에 꼭 보여주고 싶은 무대가 있다더니 이해가 되었다. 경쟁이 아닌, 챔피언의 위엄이 느껴지는 멋진 무대였다. 더욱 멋진 배우가 되고 싶다는 그의 간절한 꿈을 꼭 성취할 수 있게 응원하고 도와주려고 한다. 유튜브에서 공연 모습과 대회 우승 영상 등을 한번 보시고 함께 응원해주시면 감사하겠다.

박광태 _의류회사 CEO

처제의 고등학교 친구인데, 몇 년 전 SNS에 올라온 프로필 사진을 우연히 보게 되었다. 순간 너무도 강렬한 인상을 받았다. 보디빌딩 선수들이나 몸짱 연예인들과는 완전히 다른 느낌을 주는 사진이었다. 메시지를 보내서 내 소개를 하고 약속을 잡아 만났다. 처음에는 조금 어색했지만 이야기를 나누면서 많이 편해졌다.

이야기를 들어보니 그는 어린 나이에도 불구(이때가 20대 중반)하고 자신의 표현대로 무척이나 스펙터클한 인생을 살고 있었다. 학교 졸업하고 아르바이트나 취직을 하는 또래 친구들과 달리 해외 리조트에서 크루로 근무하고, 해외 호텔의 인스펙터로 활동했던 독특한 경력을 가지고 있었다. 리조트 크루는 워터파크 등의 키즈클럽에서 어린아이들을 보호하면서 함께 놀아주는 프로그램을 운영하는 전문 요원이고, 호텔 인스펙터는 호텔의 객실, 레스토랑 및 부대시설들을 둘러보며 서비스를 평가하고 새로운 프로그램을 개발하는 등의 중요한 역할을 한다. 나를 만났을 때는 해외 유명 크루즈회사의 승무원으로 근무하고 있었다. 움직이는 호텔이라 불리는 호화 크루즈 안의 수영장, 헬스클럽, 암벽 등반 등을 담당하는 역할이었다. 승객들과 함께 세계를 돌아다니면서 정박지에서는 함께 내려 여행도 즐길 수 있고, 세계 각지에서 모인 승무원들도 사귈 수 있는, 힘들지만 재미도 있고 보람도 있는 일을 하고 있었다.

그가 탄 크루즈가 한국에 잠깐 들렀을 때 초대받아서 하루 동안 모든 시설을 공짜로 즐길 수 있는 기회가 있었다. 처음 타보는 크루즈의 시설들도 신기했지만 무엇보다 케일런(Kalen. 광태 씨의 영어 이름)의 몸이 더 좋아져 있어 놀랍고 부러웠다. 매일 잘 먹고 운동을 해서 그렇다고 했다. 연예인도 아닌데 그의 인스타그램 팔로워 수가 1만 명을 넘은 이유가 다 있었다.

내가 몸을 만들기 전 결심을 다질 때 그의 사진을 다시 꺼내보면서 많은 동기부여를 받았기에, 몸을 만들고 나서 오랜만에 연락을 해서 만났다. 현재는 크루즈 일을 그만두고 귀국해서 〈머슬암드(Muscle Armed)〉라고 하는 피트니스의류 전문 회사를 운영하고 있다. 알고 보니 내가 처음 보았던 그의 프로필 사진을 찍었던 스튜디오에서 나도 촬영을 했고, 내가 촬영할 때 입었던 옷이 그의 회사에서 만든 옷이었다. 우연이 겹치고 겹치니 신기한 인연으로 느껴지기까지 했다. 그동안 변신한 스토리를 들어보니 역시 도전정신과 개척의지가 강한 멋진 젊은 사업가였다. 직접 디자인, 브랜딩, 제조, 홍보 등을 하며 부지런히 새로운 세계를 열어가는 모습에 강한 자극을 받았다.

전혀 공통점이 없을 것 같았던 뚱보 아저씨와 몸짱 청년이었는데, 이제 몸짱 CEO로 만나 신나는 대화를 나눈다. 앞으로 함께

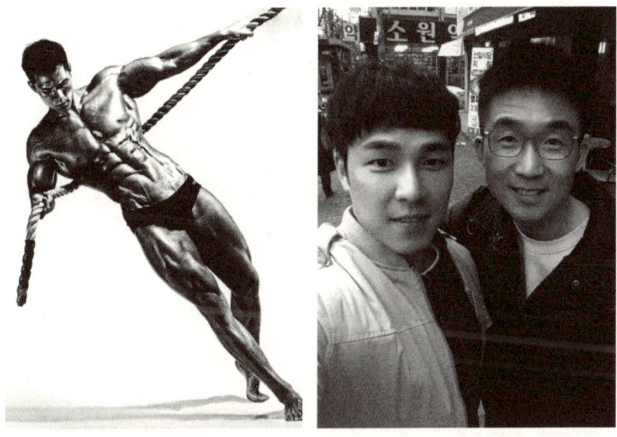

처음에 강렬한 인상을 받은 사진과 최근에 만나 찍은 사진

힘을 합해 새로운 일을 벌일 즐거운 고민을 한다. 몸 만들기 참 잘했다.

기원빈 _로드FC 선수

지겹게 반복했던 다이어트 실패 스토리의 가장 마지막에 만났던 인연이다. 2015년 가을에 일 때문에 테헤란로에 잠깐 머무를 때가 있었는데, 점심 시간에 운동하던 센터에서 회원과 트레이너 관계로 만났다. 처음에 트레이너를 지정할 때 현역 격투기 선수가 있다는 말에 평소 격투기 경기 보기를 좋아하는 나는 망설임 없이 그를 선택했다. 일찍부터 추성훈 선수의 사진을 보면서 몸짱이 되고 싶은 꿈을 키워왔던 나로서는 당연한 선택이었다.

첫 수업에서 그의 어마어마한 근육과 힘에 반했지만, 특히 책을 좋아한다고 자기 소개를 하는 것이 무척이나 인상 깊게 느껴졌다. 헬스 전문 트레이너들의 몸도 멋있지만 실전 격투기 선수의 몸은 야성미가 느껴지면서 조금 더 특별해 보였다. 운동도 재미있었고 효과도 나타날 즈음 테헤란로를 떠나며 운동을 그만뒀지만, 그 후에도 계속 안부를 주고받고, TV에서 경기하는 모습을 보면서 응원을 하곤 했다. 아는 사람이 뛰는 경기를 응원하는 재미는 그 이전과 비교할 수가 없다.

몸을 만들었다고 사진과 함께 소식을 전했더니 "회원님은 해내실 거라 믿었어요!"라며 자신의 일처럼 기뻐해주었다. 오랜만에 만나서 운동 이야기도 하고 서로의 꿈에 대해 이야기도 하면서 즐거운 시간을 보냈다. 예전에는 먼 다른 나라에 사는 특별한 사람처럼 느껴졌는데, 조금이라도 통하는 세계가 생겨서 그런지 시간 가는 줄 모르고 신나게 수다를 떨었다. 포토버킷앱과 함께 꿈을 키우는 방법에 대해서 조금 알려줬더니 진짜 기뻐하면서 요즘 승부에 관계없이 발전하는 것이 느껴져 너무도 행복하다고 밝은 표정을 지었다. 만남 직후에 있었던 강자와의 대결에서 아깝게 역전패를 당했지만 패배 직후 보여준 의연하고 밝은 표정으로 인해 오히려 화제

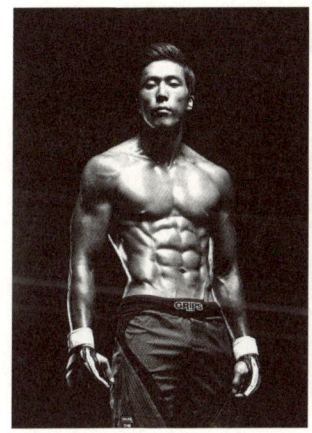 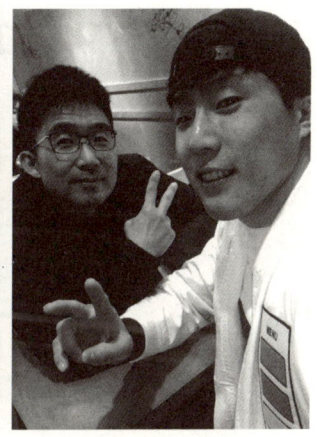

격투기 대회 출전 전 사진과 최근에 만나 찍은 사진

가 되기도 했다. 말대로 진짜 뭔가 달라지고 발전된 모습을 보면서 앞으로 더 기대가 된다는 생각을 했다.

앞으로 가끔 만나서 같이 운동도 하고 서로 응원하면서 좋은 인연 가꾸어 나가기로 했다. 이 책을 읽고 있는 분들도 로드FC 유망주 기원빈 선수를 지켜봐주시고 응원해주시면 감사하겠다.

몸을 바꾸니 마음도 바뀌다

요즘 행복한 인생을 살려면 자존감을 높여야 한다는 말이 회자되고 있다. 자존감이 높은 사람은 타인과의 관계에서 어려워하지 않고 난관에 부딪혀도 쉽게 포기하지 않는 특성이 있기 때문에, 특히 성장기 어린이들이 자존감을 높일 수 있도록 어른들이 도와줄 필요가 있다고 한다. 2011년 5월에 방송된 EBS 다큐멘터리 〈아이의 사생활〉 3편 '자아 존중감'에서도 이와 관련한 실험들이 소개되었다.

앞에서 밝혔듯이 나는 어릴 때 뚱뚱한 몸 때문에 자존감이 낮아 친구들과의 관계에서도 종종 문제를 발생시키곤 했다. 물론 아이스크림이 내 뚱뚱한 몸의 유일한 원인이 될 수 없듯이 뚱뚱한 몸이 낮은 자존감의 유일한 원인은 아니었을 것이다. 하지만 큰 영향을 끼쳤다는 것은 부정할 수 없다. 다이어트를 반복했지만 그다지 효과가 없었듯이 자존감을 높이기 위한 노력도 큰 효과를 본 것 같지는 않다. 그렇다고 포기할 수는 없었다. 거센 물살 속에서 노를 부지런히 젓는다고 앞으로 나아간다는 보장은 없지만, 노 젓기를 게을리하면 떠내려가는 것을 피할 수 없는 법이기 때문이다. 사춘기 때 정신을 차려 공부라도 열심히 해야겠다고 결심했고, 조금씩 올라가는 성적과 함께 노력하는 것의 매력을 조금씩 느낄 수 있었다. 다행이라면 다행이었다. 노력이라도 하지 않았더라면 모든 것이 더욱 나빠졌을 것이다.

나라는 '인간'을 바꾸다

일본의 유명한 경영 컨설턴트 오마에 겐이치는 그의 저서 《난문쾌답》에서 "시간을 달리 쓰는 것, 사는 곳을 바꾸는 것, 새로운 사람을 만나는 것 외에는 인간을 바꿀 방법이 없다"고 썼다. 생각해보면, 나도 시간을 아껴 운동과 식단 조절에 힘썼고, 센터에서 살다시피 했고, 트레이너를 비롯하여 운동에 동기부여해주는 사람들을 만났다. 그럼으로써 내 몸뿐만 아니라 인생 자체를 바꾸었다고 할 수 있다. 몸 바꾸는 기간 동안 시간, 장소, 사람 등을 이전과 다르게 함으로써 삶을 바라보는 관점 즉, 사고방식을 바꾸었으니 몸이, 인생이 바뀌는 것은 어찌 보면 당연한 결과라 할 수 있다.

바뀐 사고방식 중에서 가장 중요한 것이 바로 자존감 상승이었다. 나와 내 인생을 사랑하는 마음이 높아진 것이다. 처음에 운동을 시작했을 때는 기초적인 동작도 잘 되지 않고 노력해도 잘 안 될 것처럼 느껴져서 의욕도 쉽게 꺾이곤 했다. 식단 조절도 처음부터 잘되는 건 아니었다. 음식의 유혹에 넘어가고 나면 '난 원래 안 되는 거였나', '너무 늦었나' 등 잡생각들이 끊임없이 떠올라 마음이 약해지곤 했다. 사람들은 보통 이럴 때 많이 포기한다. 하지만 포기하지 않고 계속 연습하다 보니 기초적인 동작이 쉬워지고 익숙해지면서 어느 정도 수준이 업그레이드되는 것을 느꼈다. 또한 트레이너의 격려로 '나도 할 수 있다!'는 멘탈 트레이닝이 더해지면서 '어라?' 하는 신기한 수준에까지 이르게 되었다. 푸시업을 예로 들면, 처음에는 가슴을 땅에 대기는커녕 팔을 조금도 못 굽혔는데, 근육의 힘을 키우고 반복하다 보니 폼은 더 이상 문제가 안 되고 몇 번을 반복할 수 있느냐 하는 수준으로 올라갔다. 더 집중해서 단련하다 보니 이제는 어느 부위에 집중하느냐, 어떻게 응용하느냐 하는 수준으로 발전해갔다.

이렇게 못하던 것을 잘하게 되는 과정에서 신기하게도 저절로 자존감이 높아지는 것을 느꼈다. 덩달아 식단 조절까지 탄력을 받아 뱃살이 싹 빠지고 식스팩의 윤곽이 잡히면서 자존감은 더 높아졌다. 단단해진 가슴근육과 복근을 만져보면서 자신에 대해 다시 돌을 끼쳤다는 것은 부정할 수 없다. 다이어트를 반복했지만 그다지 효과가 없었듯이 자존감을 높이기 위한 노력도 큰 효과를 본 것 같지는 않다. 그렇다고 포기할 수는 없었다. 거센 물살 속에서 노를 부지런히 젓는다고 앞으로 나아간다는 보장은 없지만, 노 젓기를 게을리하면 떠내려가는 것을 피할 수 없는 법이기 때문이다. 사춘기 때 정신을 차려 공부라도 열심히 해야겠다고 결심했고, 조금씩 올라가는 성적과 함께 노력하는 것의 매력을 조금씩 느낄 수 있었다. 다행이라면 다행이었다. 노력이라도 하지 않았더라면 모든 것이 더욱 나빠졌을 것이다.

나라는 '인간'을 바꾸다

일본의 유명한 경영 컨설턴트 오마에 겐이치는 그의 저서 《난문쾌답》에서 "시간을 달리 쓰는 것, 사는 곳을 바꾸는 것, 새로운 사람을 만나는 것 외에는 인간을 바꿀 방법이 없다"고 썼다. 생각해보면, 나도 시간을 아껴 운동과 식단 조절에 힘썼고, 센터에서 살다시피 했고, 트레이너를 비롯하여 운동에 동기부여해주는 사람들을 만났다. 그럼으로써 내 몸뿐만 아니라 인생 자체를 바꾸었다고 할 수 있다. 몸 바꾸는 기간 동안 시간, 장소, 사람 등을 이전과 다르게 함으로써 삶을 바라보는 관점 즉, 사고방식을 바꾸었으니 몸이, 인생이 바뀌는 것은 어찌 보면 당연한 결과라 할 수 있다.

바뀐 사고방식 중에서 가장 중요한 것이 바로 자존감 상승이었다. 나와 내 인생을 사랑하는 마음이 높아진 것이다. 처음에 운동을 시작했을 때는 기초적인 동작도 잘 되지 않고 노력해도 잘 안 될 것처럼 느껴져서 의욕도 쉽게 꺾이곤 했다. 식단 조절도 처음부터 잘되는 건 아니었다. 음식의 유혹에 넘어가고 나면 '난 원래 안 되는 거였나', '너무 늦었나' 등 잡생각들이 끊임없이 떠올라 마음이 약해지곤 했다. 사람들은 보통 이럴 때 많이 포기한다. 하지만 포기하지 않고 계속 연습하다 보니 기초적인 동작이 쉬워지고 익숙해지면서 어느 정도 수준이 업그레이드되는 것을 느꼈다. 또한 트레이너의 격려로 '나도 할 수 있다!'는 멘탈 트레이닝이 더해지면서 '어라?' 하는 신기한 수준에까지 이르게 되었다. 푸시업을 예로 들면, 처음에는 가슴을 땅에 대기는커녕 팔을 조금도 못 굽혔는데, 근육의 힘을 키우고 반복하다 보니 폼은 더 이상 문제가 안 되고 몇 번을 반복할 수 있느냐 하는 수준으로 올라갔다. 더 집중해서 단련하다 보니 이제는 어느 부위에 집중하느냐, 어떻게 응용하느냐 하는 수준으로 발전해갔다.

　이렇게 못하던 것을 잘하게 되는 과정에서 신기하게도 저절로 자존감이 높아지는 것을 느꼈다. 덩달아 식단 조절까지 탄력을 받아 뱃살이 싹 빠지고 식스팩의 윤곽이 잡히면서 자존감은 더 높아졌다. 단단해진 가슴근육과 복근을 만져보면서 자신에 대해 다시 돌아보게 되고, 꿈을 향해 노력한 나 자신을 칭찬하고 격려하게 되었다. 이런 마음가짐이라면 몸 만들기뿐만 아니라 다른 어떤 일이라도 도전하고 성취할 수 있겠다는 자신감이 충만해지는 걸 느꼈다.

감사하고 겸손해지고

바뀐 사고방식 중에서 자존감 못지않게 중요한 것이 겸손함이다. 스스로를 낮추고 주위에 감사함을 돌리는 마음이 커졌다. 처음 몇 번은 살면서 처음 맛보는 느낌에 스스로도 신기한 마음이 들어 자랑을 했다. 그러나 오래 지나지 않아 중요한 사실을 깨닫고 고개를 숙였다. 세상에 진짜 몸 좋은 분들이 너무도 많다는 사실, 그들에 비하면 내 몸은 이제 겨우 뚱뚱함을 벗어난 정도라는 사실도 한몫했지만, 그것보다 몸이든 마음이든 좋게 바꾼 것이 온전히 나 혼자 잘해서 그렇게 된 것은 아니라는 사실을 곧 깨달았다. 꿈을 갖도록 동기부여해준 분들, 좋은 책을 써준 분들, 좋은 트레이너, 식단 조절 기간 동안 고생한 가족, 응원하고 도와준 지인들 등을 생각하면 나는 그저 내가 할 수 있는 일을 열심히 했을 뿐이어서 감사한 생각이 들 수밖에 없었다.

몸을 만든다는 것이 식스팩과 가슴근육만을 의미하는 것은 아니라는 사실도 확실하게 깨달았다. 각자의 개성과 스타일에 따라 원하는 몸의 모양과 수준이 다를 수 있을 것이다. 그렇더라도 건강하게 제 기능을 오래 유지할 수 있는 몸을 목표로 해야 한다는 점은 공통적이다. 모양보다 기능이 중요하다는 말이다. 내가 이 책을 쓰기로 마음을 먹은 것도 "이 나이에 식스팩이라니~ 멋지지 않아요?"라는 마음에서가 아니라, 그 과정에서 느끼고 깨달은 중요한 점들을 공유하고 싶어서였다. 건축가 루이스 설리반의 "모양은 기능을 따른다"라는 말처럼, 몸 또한 자기 힘으로 자기 몸을 컨트롤할 수 있게 단련하면 몸의 모양은 그 기능에 따라 적당한 모양으로 자리 잡힌다. 다시 말해서 뚱뚱한 사람은 날씬해지고, 마른 사람은 적당히 근육이 붙게 된다. 그런 의미에서 '몸이 먼저다'라는 말은 모양을 강조하는 것이 아니라 건강한 기능을 중시하는 것이다. 나 또한 처음부터 식스팩이 아니라 푸시업과 턱걸이가 목표였다. 중년의 나이에 배가 들어가고 가슴이 단단해지니까 신기한 마음에 잠시 들떠서 떠들었던 적이 있을 뿐이다.

'뭣이 중헌지'를 깨닫다

자존감이 높아지고 겸손해지면 평소 일상생활에서도 이전보다 조금 더 여유로워지고, 친절해지고, 너그러워지게 된다. 화도 잘 안 난다. 매사에 감사하는 마음이 먼저 든다. 물론 나는 시작점이 워낙 낮아서 아직도 갈 길이 멀다. 하지만 더 좋아질 자신이 있다. 앞으로 만나는 사람마다 '그래? 어디 보자' 하는 눈으로 볼 것 같아

부담스럽기도 하지만, 어느 영화의 대사처럼 '뭣이 중헌지' 조금은 깨달은 것 같아 자신감이 생긴다.

이기원 트레이너는 그의 책 《운동 미니멀리즘》에서 피트니스센터는 원시 밀림을 도시 속으로 옮겨놓은 것이라고 말했다. 실제로 옛날에는 뭔가 부족함을 느끼고 수련하고 싶은 사람이 숲속으로 들어가 먹는 것을 단순히 하고 나무에 매달리고 돌덩이를 들었다 놨다 하고 물을 길어오면서 몸을 단련하지 않았던가. '아! 더 이상 이렇게 살아서는 안 되겠다!'는 반성이 든다면 도시 속의 숲 피트니스센터로 단련하러 갈 것을 강력히 추천한다.

4세트

이번엔 뭐가 달랐을까?

나는 전문적인 트레이너도, 의사도, 영양사도 아니다. 그저 오랫동안 비만으로 고생하다가 우연한 기회에 크게 동기부여를 받아 운동과 다이어트를 병행한 끝에 몸 바꾸기에 성공한, 아니 이제 겨우 시즌1을 성공리에 끝냈을 뿐인 평범한 중년 남자다. 이 책을 쓰기로 마음먹은 것은 내가 그랬듯이 '몸이 먼저다'라는 개념을 깨우치고 의식을 전환하면 몸뿐 아니라 생활의 여러 면에서 긍정적 변화를 만들어낼 수 있다는 사실을 더 많은 사람과 공유하고 싶었기 때문이다. 따라서 이 책에는 구체적인 운동 방법이나 식이요법 등의 방법은 등장하지 않는다. 그런 내용은 이미 다른 책이나 인터넷에서 쉽게 접할 수 있고, 전문가인 트레이너에게 상담받을 수도 있을 것이다.

여기에서는 내가 지겹게 실패와 포기를 반복했던 이전과 무엇이 달랐기에 성공할 수 있었는지를 중심으로 내용을 정리했다. 알아두면 분명히 좋은 효과를 볼 수 있을 것이다. '살이야 그냥 좀 덜 먹고 열심히 운동하면 당연히 빠지는 거 아냐? 뭐가 이리 거창하고 복잡해?'라고 생각하는 분들도 있을 텐데, 그런 분들에게 《몸이 먼저다》의 한 구절을 들려주고 싶다.

"비만은 1999년 세계보건기구에서 치료가 필요한 '질병'으로 분류했다. (…) 비만학 전문가 스턴카드(Stunkard) 박사는 이야기한다. '비만을 가진 사람들 대부분은 치료를 거부한다. 치료를 받은 사람은 대부분 체중이 줄지 않는다. 체중이 빠졌던 사람 대부분은 원위치가 된다.' 그만큼 비만은 치료가 힘들다."

다이어트 성공률은 2%를 넘지 않는다고 한다. 아인슈타인은 '똑같은 일을 반복하면서 다른 결과를 바라는 것은 미친 짓'이라고 했다. 다른 결과를 내고 싶다면 다르게 생각하고 다르게 행동해야 한다.

사진으로 꿈꾸다

몸 만들기 성공의 1등 공신은 뭐니뭐니 해도 내가 직접 기획하고 개발한 앱 '포토버킷'이라고 할 수 있다. 포토버킷은 '사진으로 만드는 버킷 리스트'라는 의미다. 되고 싶고, 하고 싶고, 갖고 싶고, 가고 싶은, 한마디로 이루고 싶은 '꿈'의 사진들을 앱에 등록해두고 자주 보면서 도전하고 노력하는 마음을 키워가는 앱이다. 나도 몸 만들기를 하면서 닮고 싶은 몸짱 사진을 등록해놓고 생각날 때마다 보면서 자극을 받았다. 힘들어도 포기하지 않고 끝까지 목표를 완수할 수 있었던 비결이다. 알아두면 다이어트뿐 아니라 새로운 꿈을 찾고 도전하는 사람들에게도 도움이 될 것으로 믿는다.

보물지도, 진짜 좋았어요!

2000년대 중·후반에 모치즈키 도시타카의 《보물지도》, 이지성의 《꿈꾸는 다락방》, 론다 번의 《시크릿》 등의 책이 큰 인기를 끌었던 적이 있다. 이 책들은 공통적으로 '생생하게 꿈꾸면 이루어진다'고 이야기하면서, 구체적인 방법으로 꿈과 관련된 사진 등을 붙여 놓고 간절함을 잊지 않게 노력할 것을 주문한다. 그 방법들의 명칭이 각각 보물지도, 사진 RVD(Realization=Vivid+Dream), 비전보드 등으로 다를 뿐 내용은 거의 같다. 나는 이 책들을 읽고 이러한 방법들을 활용하여 효과를 톡톡히 봤다. 특히 MBC게임이란 회사에서 스타크래프트 프로게임단 '히어로(HERO)'를 창단하고 운영할 때 선수단과 함께 〈시크릿〉 영화를 보고 《보물지도》 책을 읽고 나서 훈련과 생활에 적용하여 큰 도움을 받았던 기억이 아직도 생생하다. 그때 선수로 활약하다가 e스포츠 해설자를 거쳐 성공한 벤처 기업가로 우뚝 선 콩두컴퍼니의 서경종 대표를 만난 적이 있는데, 대뜸 "차장님, 그때 시크릿이랑 보물지도 진짜 좋았어요! 얼마나 도움이 되었다고요!"라며 추억을 되살려주어 고마웠다.

이 중에서 특히 《보물지도》가 큰 영감을 주었는데, 뇌과학과 심리학을 바탕으로 이론적으로 상당히 정교한 내용을 담고 있으면서도 이해하기 쉽게 쓰인 책이었다. 핵심적인 내용을 간략히 정리하면 다음과 같다.

"우리 뇌에는 해마라는 기관이 있는데, 여기서 중요하다고 판단되는 정보들만 장기기억장치로 보낸다. 사진과 이미지로 걸어놓고 계속 봄으로써 반복되어 입력되는 정보들이다. 이후 뇌는 잠재의식을 활용하여 그것을 이루는 데 도움이 되는 정보나 기회들을 찾는다. 뇌는 중요하다고 판단되지 않는 정보들은 가능한 한 빨리 잊도록 설계되어 있다. 주변으로부터 온갖 부정적인 정보들을 많이 받아들이면 더 빨리 잊어버린다. 만약 꿈과 관련된 사진을 자주 보면서 기회에 예민해지지 않으면 꿈은 잊혀질 것이다. 그 자리에는 각종 부정적인 정보와 의견들만 가득 찰 것이다. 당신의 인생은 꿈과는 거리가 먼 그저 그런 삶이 되어갈 것이다."

좋은 효과를 보기는 했지만 실행하는 과정에서 몇 가지 어려움을 느꼈다. 책에 설명된 보물지도를 만들기가 힘들고 관리하기도 쉽지 않으며 지인들끼리 공유하기도 힘들었다. 책을 읽은 사람들은 대부분 크게 동기부여를 받았지만, 받은 감동만큼 실제로 만들어서 효과를 보는 사람들은 그리 많지 않았고, 설사 한 번 만들더라도 계속 업데이트하면서 잘 활용하는 사람은 드물었다. 코르크 보드에 잡지에서 오린 사진 등을 붙이고 포스트잇에 목표, 기한 등을 써서 함께 붙여 넣어야 했는데, 책을 읽고 바로 실행하기는 힘이 들었다. 나의 경우도 코르크 보드와 잡지 등 필요한 준비물을 구한 다음 오려 붙이고 써넣고 완성하기까지 며칠이 걸렸다. 지인들과 같이 만들어 세미나도 하는 등의 노력도 해봤는데, 대부분 힘들게 한두 번은 만들어 효과를 봤지만 지속하기는 쉽지 않았다.

너의 꿈을 잊지 마~ '포토버킷'

한동안 잊고 지내던 2016년 어느 날, 과거에 만든 보물지도를 멍하니 바라보다가 문득 '이걸 앱으로 만들면 되겠다!'는 아이디어가 떠올랐다. 책을 읽고 나서 코르크 보드와 잡지를 사러 돌아다닐 필요 없이 바로 앱을 설치하고 인터넷에서 다운받은 사진들을 넣어서 만들면 누구나 쉽게 활용하고 업데이트할 수 있겠다는 생각이 들었다. SNS 등을 이용해서 소개하고 자랑하는 기능까지 넣으면 예전과 달리 지인들과 함께 꿈꾸고 도전하기에 쉽고 효과적일 것 같았다.

혹시 이미 누가 만들지 않았을까 하는 생각에 찾아보았지만 그런 앱은 찾을 수 없었다. 목 마른 놈이 우물 판다고 직접 개발하기로 했다. 항상 그렇듯이 아이디어는 그럴 듯해도 실행은 생각보다 어려운 법이다. 역시 생각지도 못한 난관들에 부딪혔지만, 이번에는 이상하리만치 끈질기게 도전한 결과, 결국 만족스러운 앱을 만들어내는 데 성공할 수 있었다. 랜디 포시의 《마지막 강의》에 나오는 것처럼 "벽은 지나가지 못하게 하기 위해서가 아니라, 얼마나 그것을 원하는지 증명할 기회를 주기 위해서 거기 서 있는" 것이었다.

개발이 완료될 즈음, 때마침 몸을 만들기로 결심도 했으니 가장 먼저 '되고 싶은 모습' 화면에 몸짱 선배의 멋진 보디프로필 사진을 등록했다. 포토버킷 화면을 캡처하여 스마트폰 잠금화면으로 설정해두고 사용할 때마다 저절로 보이게 했다. 몸짱 연예인들이야 스타라는 말 그대로 하늘의 별처럼 느껴지지만, 학교 선배의 모습은 나도 할 수 있다는 자신감이 들게 해 주었다. 그리고 '하고 싶은 일'에 '소지섭 턱걸이'를 올려두었다. 평생 턱걸이 하나도 못해본 나에게 소지섭 턱걸이는 정말 꿈 같은 일이었다. 생각만 해도 두근거리는 꿈을 등록하면 더 효과적이라는 말을 믿고 그렇게 했다. 또 앱의 '자랑하기' 기능을 이용해서 지인들에게 소문을 냈다. 이거 뭐냐는 물음에 "내 포토버킷인데, 연말까지 몸짱이 될 테니 두고봐" 하면서 나 스스로에게 다짐을 했다. '혹시 안 되면 창피해서 어떡하지?'라는 생각은 단 한 번도 안 했다.

예전에도 몸짱 스타들을 닮고 싶어 사진을 모았던 적이 있었다. 정우성, 이정재, 권상우 등의 배우부터 격투기 선수 추성훈과 가수에서 영화배우로 무대를 넓힌 비 등의 사진을 인터넷에서 다운받아 컴퓨터에 '몸짱'이란 폴더를 만들어놓고 모으기 시작했다. 프린트해서 수첩에 끼워 갖고 다니기도 했다. 하지만 그냥 막연하게 부러워하는 게 다였다. 구체적인 노력은 없었다. 중·고등학생들이 배우나 가수에 열광하다가도 대학 가면 언제 그랬냐는 듯 열기가 식어버리는 것과 똑같았다. 직장인이 되면서 야근에 회식에 바쁜 일상과 함께 체중은 불어나고 배는 나오고 점점 아저씨가 되어갔다. 회사 근처 헬스클럽을 찾아 몇 번 노력도 해보았지만 그냥 이렇게 살면 안 되는데 하는 죄책감에서였지 꿈을 이루려는 어떤 구체적인 목표나 계획에서 그랬던 것은 아니다. 그러다 말고 그러다 말고 그랬다.

그런데 이번에 포토버킷을 활용해보니 크게 달랐다. 앞서 소개했던 책들이 꿈을 이루는 데 가장 중요한 것은 '꿈을 잊어버리지 않는' 데 있다고 강조했는데, 하루에 열두 번도 더 들여다 보는 스마트폰 화면이 자연스럽게 도움을 주었다. '꿈을 잊어버리지 않는 것'의 중요성과 관련해서는 2014년 8월 tvN에서 방송된 〈꽃보다 청춘-페루편〉에서 유희열 씨가 마추픽추를 보고 전한 감동의 인터뷰가 떠오른다.

"옛날에는, 20대 때는 꿈이 있었어. 웃기게도 나는 세계 7대 불가사의를 다 보고 죽을 줄 알았어. 웃기지? 근데 생각을 해봤어. 그 꿈은 이미 사라진 지 오래야. 내 꿈이 사라졌던 거야. 내가 나한테 많은 걸 포기했거든 사실은. 근데 포기하지 않았으면 좋겠어. 포기하지 않을 거야 이제."

옷이 작아진 게 아니고 내 몸이 커진 것처럼, 꿈은 사라진 게 아니고 그 자리에 있었다. 내가 잊어버린 것이다. 기한을 정하고 성패를 평가해본 것도 아니기 때문에 실패한 것도 아니다. 그만두겠다고 포기한 것도 아니다. 그냥 잊어버린 것이다. 그렇게 몸짱 사진을 컴퓨터 폴더에 넣어두고, 수첩에 끼워두었으면서도 컴퓨터를 들여다보는 것을, 수첩을 갖고 다니는 것을 잊어버려서 그 안에 들어 있던 꿈도 잊어버렸던 것이다. '눈에서 멀어지면 마음에서 멀어진다'는 말은 군대 가는 연인들에게만 해당하는 말이 아니다. 내 인생에서 가장 소중한 꿈에 더 어울리는 말이다. 꿈은 자주 보지 않으면 잊힌다.

내가 뇌로 하여금 꿈을 잊지 않게 해주면 뇌는 내가 그 꿈을 이룰 수 있게 도와준다. 꿈을 꾸어라, 꿈은 이루어진다, 꿈을 포기하지 마라… 다 좋은 말이다. 그러나 가장 중요한 것은 바로 꿈을 잊지 않는 것이다. 꿈을 잊지 않기 위해서는 그 꿈을 선명한 이미지로 자주 봐야 한다. 현실이 꿈을 잊게 만들어선 안 된다. 포토버킷 앱의 캐치프레이즈가 'Don't Forget Your Dreams!'인 것도 우연히 그렇게 된 것이 아니다.

모호한 목표는 목표가 아니다

예전의 나는 '몸짱이 되면 좋~겠다'는 막연한 희망사항만 있었지, 확실하게 결단하고 목표를 정하고 계획을 세웠던 적은 없었다. 그래서 성공과 실패를 따질 수도 없었고 원인을 분석하여 반성하고 재도전할 수도 없었다. 그냥 아쉽다 하면서 흐지부지되고 만 것이다. 그래도 정성을 좀 들일 때는 빠지고 방심을 좀 하면 다시 찌고 하면서 요요 현상을 겪는다고 착각한 것이다. 확실한 목표 없이 그저 희망사항에 불과한 바람으로 다이어트를 하는 사람들은 대부분 요요 현상을 겪을 수밖에 없다. 우리나라 다이어트산업이 계속 성장할 수 있는 이유이기도 하다.

모호한 목표는 100% 실패한다

꿈에 기한을 설정하면 명확한 목표가 된다. '내 집 마련'은 꿈이고, '5년 안에 30평대 아파트를 사겠다'는 목표다. 목표가 명확하지 않으면 성공도 실패도 없다. 이승엽 선수는 일본 프로야구에 진출했던 2004년 한 인터뷰에서 "올해 목표는 홈런 30개를 치는 것"이라고 했다. 그해 14개에 그쳐 목표 달성에 실패했으나, 다음 해에 30개를 쳐내서 목표 달성에 성공했다. 만약 '올해 목표는 일단 홈런을 많이 치는 것'이라고 했더라면 어떻게 되었을까? 아마도 목표를 달성하기 어려웠을 것이다. 평가 또한 애매했을 것이다. 몇 개를 치든 많다, 적다 또는 성공했다, 실패했다 갑론을박하며 의견이 분분했을 수 있다. 그러나 딱 30개로 목표를 명확히 함으로써 2004년엔 실패, 2005년엔 성공이라고 딱 부러지게 판단할 수 있었다.

우리는 살면서 의외로 모호한 경우를 많이 만든다. "올해 목표는 살을 빼는 거예요!", "올해 목표는 다이어트에 성공하는 거예요!"라고 말한다. 그래가지고는 목표에 접근하기 힘들다. 10kg을 빼겠다는 식으로 구체적인 목표를 가져야 한다.

포토버킷 앱에 꿈을 등록하고, 목표 기한을 설정하는 기능이 있다. 메모를 통해 목표를 더욱 명확하게 정해둘 수 있다. 기한이 다가오면 설정해둔 대로 알람이 뜬다. 2016년 6월 11일 몸 만들기를 시작하면서 트레이너와 상담을 해서 6개월 후 체지방률 한 자릿수

진입이라는 명확한 목표를 세웠다. 목표를 추구하는 과정에서 어려움을 만날 때 스멀스멀 기어나와 악마의 속삭임으로 유혹하는 또 다른 나와의 싸움을 아예 처음부터 봉쇄해버린 것이다. 이후 기한이 다가오면서 조기에 목표를 달성하는 바람에 상향 조정해서 더욱 박차를 가할 수 있었다. 고민할 필요가 없었다. 결국 목표했던 날에 체지방률 4.5%(3.1kg)를 기록함으로써 목표를 초과 달성할 수 있었다. 만약 정해둔 날에 체지방률이 10%였다면, 많이 뺐다고 평가받을 수는 있었겠지만 목표 달성에는 실패한 것이라고 했을 것이다.

가장 확실한 다이어트 비결

원하는 음식점을 찾아주는 서비스 '배달의 민족'을 운영하고 있는 회사 '우아한형제들'은 출근 시간을 9시로 정해놓고 다음과 같이 설명한다. "9시 1분은 9시가 아니다." 목표가 명확해야 성공과 실패를 따질 수 있다. 목표가 명확하지 않으면 오늘밤 찾아오는 치맥과 라면의 유혹을 당장 이겨내기 힘들다. 유혹을 이겨내야 할 이유는 천 가지 만 가지 댈 수도 있지만, 지금 당장 이겨내야 할 이유는 없지 않은가? 배우나 가수들도 원래 유혹을 잘 견뎌내는 능력을 타고난 것이 아니다. 그들에게는 영화 촬영, 앨범 발표 등 지키지 않으면 큰 손해를 감수해야 할 기한이 정해져 있기 때문에 참을 수 있는 것이다. 몸짱 가수 김종국은 평소에 술, 담배, 곱창, 라면, 야식을 입에 대지 않는다고 한다. 참으로 대단하다. 나도 기한과 목표 숫자가 정해져 있던 6개월 동안 위 5가지를 입에 대지도 않았다. 습관이 되어 그런지 지금도 거의 먹지 않는다.

 기한 설정에 효과를 더해준 중요한 선택은 처음부터 보디프로필 사진 촬영 날짜를 정하고 스튜디오 예약까지 마쳤다는 것이다. 몸짱 배우들의 멋진 근육질 몸을 보면서 부러워했고, 몸짱 선배의 사진을 롤모델로 포토버킷에 올려놓은 만큼 목표를 달성한 후의 결과물을 사진으로 남길 필요가 있었다. 운동을 시작하면서 트레이너에게 프로필 사진을 찍는 것이 목표라고 확실하게 선언했다.

 목표로 했던 체지방률은 정했던 기한 훨씬 전에 이미 달성했지만 프로필 사진을 찍기에는 아직 부족한 부분이 많았다. 만약 사진 남기기를 목표에 넣어두지 않았더라면 기한 전에 달성한 체지방률 목표에 기뻐하면서 절반의 완성으로 몸 만들기를 종료했을 것이다. 그랬다면 효과는 반감되었을 것이다. 예약해둔 촬영일 덕분에 마음을 다시 다잡으며 부족한 부분을 채워나갈 수 있었다. 이 과정을 경험하지 못했다면 정상을 코앞에 두고 산에서 내려온 것과 같았을 것이다.

 프로필 사진은 보여주고 자랑하는 의미보다 자신과의 승부를 거쳐서 결승선을 통과했다는 증명서로서의 의미가 더 크다. 경험해본 사람들은 모두 공감할 것이다. 진짜 몸 만들기의 맛을 본 사람들 중에는 매년 혹은 몇 년마다 그 힘든 과정을 즐겁게 반복하는 경우가 많다. 나 또한 그럴 계획을 갖고 있다. 그래서 시즌1이 끝났고, 이제 시작일 뿐이라고 이야기하는 것이다.

"보디프로필 스튜디오에 촬영 날짜 예약하고 예약금을 보내. 그리고 그 날짜에 맞춰 체지방을 줄여라!"

아는 사람은 다 아는 다이어트의 가장 확실한 비결이다.

생생하게 꿈꾸다

앞서 소개한《보물지도》,《꿈꾸는 다락방》,《시크릿》등의 책들이 인기를 끌었던 당시부터 지금까지 책의 내용과 다른 의견을 제시하는 이들이 꾸준히 있었다.《시크릿》을 비판하면서 나온 이지성의 《노 시크릿》과《꿈꾸는 다락방》에 반대 의견을 표한 이경기의《꿈꾸는 다락방은 없다》등이 대표적이다. 두 권 모두 절판이 되어 어렵게 구해서 읽어보았는데, 나름 읽어볼 만하다는 생각은 들었다. 동기부여와 관련한 자기계발서들은 가능한 한 다양하게 살펴보는 것이 좋다.

불변의 성공 법칙은 하나

《꿈꾸는 다락방》의 저자 이지성 씨는《노시크릿》에서 "《시크릿》

에 나오는 '끌어당김의 법칙'은 자신이 이야기한 공식 'R(Realization)=V(Vivid)+D(Dream)'와는 다른 것이고, 생생하게 꿈꾸는 것도 중요하지만 노력이 반드시 뒷받침되어야 한다"고 썼다. 특이한 점은 이지성 씨가 《노시크릿》을 쓴 뒤에 영화평론가 이경기 씨가 "《꿈꾸는 다락방》은 유명인들의 성공 비결을 왜곡하고 있는데, 그들의 성공은 피나는 노력의 결과다"라고 주장하면서 《꿈꾸는 다락방은 없다》라는 책을 냈다는 것이다. 어쨌든 이지성 씨는 《꿈꾸는 다락방》이후에 내놓은 책들에서 "생생하게 꿈을 꾸면서 대가를 지불하는 것이 중요하다"고 말했고, 이경기 씨도 "성공을 위해서는 자신의 재능을 활용하고 노력하는 자세가 필요하다"고 정리했다. 성공과 관련한 다양한 의견들을 간단히 정리하면 다음과 같다.

'우주의 기운을 끌어당긴다고 해서, 생생하게 꿈을 꾼다고 해서, 사진을 벽에 붙여놓고 바라본다고 해서 바라는 모든 꿈이 이루어지겠느냐? 꿈은 결국 노력이라는 대가를 지불해야 이룰 수 있는 것이다.'

나는 이것을 '전심전력(全心全力)의 법칙'이라고 말하고 싶다. 생생하게 꿈을 꾸는 것, 즉 '마음을 다하는(全心)' 것이 중요하지 않다고 할 사람은 아무도 없을 것이다. 또 생생하게 꿈을 꾸기만 하면 '노력을 다하는(全力)' 것은 필요 없다고 할 사람도 아무도 없을 것이다. 책의 저자들이 중요한 비밀을, 법칙을 발견했다고 한 것은, 독자들에게 말하고자 하는 바를 더 효과적으로 전하고 싶은 마음에서 그렇게 강조해서 표현한 것이라고 생각한다. 옛날부터 전해 내려온 '지성이면 감천이다', '하늘은 스스로 돕는 자를 돕는다' 등의 속담도 결국 정성을 다하고, 스스로 도와야 뜻하는 바를 이룰 수 있다는 의미다. 인류가 살아오면서 역사가 배출한 수많은 위인들이 보여준 경험과 노하우는 '전심전력을 다하라'라는 한마디로 정리할 수 있다.

꿈이 현실이 될 때 '싱크로니시티'

여기서 잠깐 생각을 멈추고 지금까지 살아오면서 뭔가를 이루기 위해 전심전력을 다했던 때를 떠올려보기 바란다. 그때를 떠올리면 다시 뭔가 도전하고 싶은 생각이 들지 않는가? 만약 한 번도 없었다면? 이 책을 읽고 나서 이제부터라도 뭔가에 도전하고 싶은 생각이 들기를 바란다. 저자로서 큰 보람을 느끼고 감사할 것이다.

나에게는 조금 벅찬 꿈이었지만 전심전력을 다해 이루었던 성공의 기억이 몇 가지 있다. 이해를 돕는 차원에서 한 가지만 예를 들면, 서울대학교 법과대학에 합격했던 경험이다. 지금은 학부가 없어지고 법학전문대학원, 일명 '로스쿨'로 바뀌어 역사 속의 기억으로만 남아 있지만, 그때는 한 고등학교에서 한두 명 입학하기도 힘든 학과였다.

나는 어릴 때 공부를 아주 못하는 편은 아니었지만 서울법대에 들어갈 정도는 정말 아니었다. "나 공부 못했다니까요!"라고 주장하는 것처럼 들릴지 모르지만, 실제로 그랬다. 대학 때 처음 나간 소개팅에서 우연히 초등학교 6학년 때의 같은 반 여자애를 만났는데, 그 애가 "서울법대 91학번 이상원이 너 맞냐?"라며 의심할 정도였다. 사춘기에 어떤 계기로 마음을 잡고 공부를 하기 시작했는데, 중학교 2학년부터 대학 입학할 때까지 학년 말 성적이 학년 초보다 떨어진 적이 단 한 번도 없었다. 자랑이 아니라 그 정도로 출발점이 낮았다는 말이다. 그런 나에 비해 대학 동창들은 어릴 때부터 수재 소리를 들으면서 1등 자리를 지켜온 경우가 대부분이었다.

나는 공부를 시작하면서 이왕 꿈꿀 거라면 최고를 찍어야 한다는 생각에서 '서울법대'를 목표로 정했다. 커다란 종이에 '할 수 있다!'라고 쓰고 책상 앞에 붙여놓았다. 그때는 진짜 꿈만 같았다. 하지만 할 수 있는 노력은 뭐든지 다해보자는 생각을 하고 서울대학교 캠퍼스에도 미리 가보았다. 법대, 도서관, 식당, 학생회관 등을 둘러보면서 꼭 들어오고야 말겠다고 강하게 다짐했다. 꿈을 잊지 않고 생생하게 그리기 위한 노력이었다. 뭔가 방법을 알고 한 건 아니다. 왠지 뭐라도 해야 할 것 같았다. 그리고 고등학교 2학년 때 당시 3학년 전교 1등을 하던 형을 찾아가서 인사를 했던 기억도 난다. 정확히 뭐라고 했는지는 모르지만 쉬는 시간에 책상에 엎드려

자고 있던 형을 깨워서 뭐라고 말도 안 되는 소리를 했던 것 같다. 아이돌 가수처럼 되고 싶은 아이가 우상인 가수의 연습실에 가서 얼굴이라도 한번 보고 싶어하는 마음 아니었을까. 형은 그해 당연히 서울법대에 들어갔고, 신기한 일이 벌어졌다. 형의 고3 때 담임이었던 선생님이 다음 해에 나의 담임 선생님이 되었다. 선생님은 나를 위해 따로 식사 자리를 만들어 형을 소개시켜주셨다. 《보물지도》에서는 이런 현상을 가리켜 '싱크로니시티(synchronicity)', 즉 '의미 있는 우연의 일치'라고 했는데, 간절히 꿈꾸고 노력하는 사람들에게 많이 일어난다고 한다. 이후 형은 학교에 찾아와 밥도 사주고, 예비소집일에는 같이 서울법대에 가서 안내도 해주고 선배들도 소개시켜 주는 등 호의를 베풀어주었다. 꿈이 현실이 되어가는 과정이었다. 그해 나는 서울대 법대생이 되었다.

견디기 힘든 짠맛의 유혹

몸 만들기를 시작하기 전의 내 상태 또한 꿈과는 거리가 멀었다. 그래도 꿈을 정하고 목표를 세우고 나니까 내가 할 수 있는 노력은 후회 없이 다 해보자는 생각이 들었다. 아무리 운동이 힘들어도 센터에 나가는 것을 습관화하려고 노력했다. 운동하는 시간이 불규칙하면 습관이 안 되고 이랬다 저랬다 하면서 게을러질 것 같아 오전 시간을 정해놓고 꾸준히 나갔다. 휴일과 휴가, 출장 등 불가

피한 날만 제외하고는 거의 매일 나갔다. 나는 헬스클럽을 운영하는 사람들이 말하는, '이런 사람들만 있으면 헬스클럽 망하는' 부류의 회원이었다.

  사람들이 가장 힘들어하는 것이 식단 조절인데, 여기에는 정말 왕도가 없다. 트레이너가 알려준 음식을 정해준 양대로 먹고, 먹지 말아야 할 음식은 피하고, 이 2가지를 몸이 저절로 기억하도록 꾸준히 지켜나가는 것밖에는 특별한 비법이 없다. 초반에 상담하면서 정한 대로 피해야 할 음식은 철저하게 멀리했다. 초반에 생각보다 체지방이 안 줄어서 가능한 한 저염식이나 무염식을 했다. 이때 알았다. 다이어트 기간에 각종 음식이 생각나는 건 거의 짠맛의 유혹이라는 걸. 몸 만들기 6개월 동안 라면, 짜장면, 짬뽕, 빵, 과자, 아이스크림, 피자, 치킨, 튀김, 술 등은 거의 먹지 않았다. 먹어도 각 1회 정도, 그것도 불가피한 상황에서 한두 입 정도였지 예전처럼 대놓고 배불리 먹었던 적은 없다. 그것이 나중에는 앞에서 이야기한 것처럼, '밀가루에 소금, 설탕 넣어서 기름에 튀긴 음식'은 안 먹는 습관이 되었다. 지금도 마찬가지다. 바나나, 고구마, 닭가슴살, 오징어, 소고기, 주꾸미 등은 정해진 양으로 꾸준히 챙겨 먹었다. 그렇다고 해서 다이어트 한다는 핑계를 들어 가족들을 힘들게 하거나 필요한 회사 스케줄을 건너뛰거나 하지는 않았다. 눈에 띄지 않게 두부, 생선, 고기 등으로 외식 종류를 조절해나갔다. 쉽지는 않았지만 사진으로 매일 꿈꾸고, 기한과 목표를 확실하게 정해 놓은 덕분에 지켜낼 수 있었다고 생각한다.

정보의 양이 달랐다

'지식 없는 행동은 무모하고, 행동 없는 지식은 무의미하다'는 말이 있다. 어떤 일을 하기 전에 책이나 자료를 통해서 먼저 관련 지식을 이해하고 움직이는 스타일이 있고, 일단 움직이고 본 다음 진행하면서 배우는 스타일이 있다. 양자 모두 일장일단이 있겠지만, 나는 전자에 속하는 편이다. 경험한 바에 의하면, 후자에 속하는 사람이 좀 많은 것 같다.

예전부터 뚱뚱했으니 도움이 될 만한 책을 얼마나 많이 읽었겠나. 책만 읽은 것이 아니고 동영상 자료 또한 많이 보고, 배운 대로 시도해본 적도 많았다. 그런데 왜 효과가 없었을까? 효과가 없었던 것이 아니라 시행착오의 과정이었다. 조금 오래 걸리긴 했지만 지식이 뒷받침해주는 행동을 꾸준히 계속하여 결국 성공해냈다. 그리고 이렇게 책으로 써서 공유까지 하고 있다. 다 때가 있는 것이다.

　몸 만들기의 성공 비결을 묻는 사람들에게 일단 책을 읽어보라고 권해주면 그냥 간단하게 방법만 좀 알려달라고 한다. 답답하지만, 트레이너랑 같이 운동하면서 식단 조절 잘하라고 알려주면 구체적인 방법을 다시 물어본다. 그러게 책을 먼저 좀 보라니까. 헬스클럽에 가서 어떤 운동을 어떻게 하면 되고 어떤 음식을 어떻게 먹느냐고 물어보기라도 하면 그나마 다행이다. 그런데 대부분은 그냥 그때그때 생각나는 대로 한다. 러닝머신 타면서 음식을 참는 것으로 끝인 경우가 대부분이다. 하긴 모든 트레이너가 평소에 책 많이 읽고, 관련 영상 참고하며, 세미나에 참석하는 등의 노력으로 실력을 업그레이드하는 데 힘 쏟는 것은 아니므로 말이 안 통할 가능성도 있다.

　내가 운동하고 있는 센터에 들어서면 책이 가득한 책꽂이가 먼저 눈에 띈다. 그리고 때때로 세미나에 참석한다며 좀 일찍 끝낸다는 공지가 붙는다. 대표는 태블릿PC로 운동 영상을 보여주면서 자세를 교정해준다. 그리고 근처 재활의학과와 연계하여 회원들에게 도움을 주려고 노력한다. 몸 상태를 측정해보고 이상하면 재활의학과에 의뢰하고 의사의 조언에 따라 훈련 계획을 짠다. 믿음이 간다. 조금 불편하더라도 참고 응원할 수 있다. 노력하는 센터와 트레이너는 티가 난다. 노력하지 않는 센터와 트레이너도 티가 난다.

좋은 책과 영상 등을 통해 이해를 넓힌 후에 궁합이 잘 맞는 트레이너와 함께한다면 더 쉽고 빨리 그리고 경제적으로 목표를 달성할 수 있다. 그런 의미에서 내가 도움받은 책과 동영상 몇 개를 추천하고 좋은 트레이너를 만나는 법도 소개한다.

피가 되고 살이 빠지는 책

책을 쓰면서 집에 있는 몸 만들기 관련 책을 찾아보니 거의 30권에 달했다. 그동안 읽기도 참 많이 읽었다는 생각이 들었다. 책을 너무 안 읽는 것도 문제지만 쓸데없이 너무 많이 읽는 것도 좋지 않다. 그중 크게 도움이 된 책들을 여기에 소개한다. 우선 읽어보기 바란다.

《몸이 먼저다》, 한근태

내 인생의 책. 이 책을 쓸 수 있는 동기와 용기를 준 책이다. 유명한 경영 컨설턴트이자 강연가인 저자의 경험에서 우러나오는 운동의 장점과 그로 인해 누릴 수 있는 라이프스타일, 정신적인 여유 등이 강한 동기부여를 해준다. 몇 번 읽다 보면 몸이나 운동을 위한 책이 아니라 보다 행복한 인생을 위한 가이드로 느껴진다. 무엇보다 '몸이 먼저다'라는 강력한 한마디를 탄생시킨 책이다.

《리딩 앤 피트니스》, 오강선

한근태 박사의 추천사를 보고 읽은 책. 몸을 만드는 과정에서 용기와 확신 그리고 미래에 대한 비전까지 선물해주었다. KBS에서 〈TV는 사랑을 싣고〉, 〈해피선데이〉 등을 제작한 저자가 해외 유학 및 특파원 경험을 통해 얻은 통찰력으로 독서와 운동을 몸에 밸 정도로 반복해야 디지털 시대에 성공적인 삶을 누릴 수 있다고 주장한다. 나는 어릴 때부터 독서는 몸에 뱄지만 운동은 그렇지 않았는데, 나이 들어 운동까지 몸에 배게 되었으니 얼마나 다행인지 모른다.

《한혜진 바디북》, 한혜진

2017년 현재 데뷔 18년차의 최고 모델 한혜진 씨가 쓴 책. 프로페셔널 특급 모델의 자기관리 수준을 보여준다. 운동과 다이어트, 멘탈 트레이닝, 그리고 멋진 스타일 유지를 위해 기울이는 노력들이 많은 동기부여와 자극제가 되었다. 예전에 이 책과 비슷한, 외국 모델 로리 프리드먼이 쓴 《스키니 비치》라는 책을 보고 '이렇게 어떻게 살아!' 하고 던져버렸던 기억이 나는데, 지금 다시 보니 그 책은 좀 가벼운, 일반적인 수준이라는 것을 알게 되었다. 그 책과 비교가 안 될 정도로 현실적이고 도움이 된다. 남자든 여자든 스타일리시하게 살고 싶다면 읽어보기를 강력 추천한다.

《운동 미니멀리즘》, 이기원

건축학도에서 피트니스센터와 닭가슴살 전문 식당을 운영하는 트레이너로 변신한 특이한 경력의 소유자인 이기원 씨가 쓴 책. 《몸이 먼저다》의 저자에게 운동이라는 새로운 세계를 소개한 스승이기도 하다. 시간적으로도 경제적으로도 여유 없는 직장인들에게 효과를 떨어뜨리지 않는 범위에서 최소한의 운동을 하는 방법과 근본적인 이치를 소개한다. 회원들의 성공적인 운동 결과를 책 앞뒤로 빼곡히 붙여놓아 신뢰를 준다.

《닥치고 데스런》, 조성준

블로그와 유튜브 등을 통해 맨몸운동 전도사로 이미 유명해진 저자의 책. 개인적으로 운동 방법을 자세하게 설명하고 있는 책은 큰 도움이 되지 않는다고 생각했는데, 이 책은 영상을 통해 보완할 수 있어서 좋았다. 트레이너로부터 운동을 배우고, 틈틈이 책과 영상을 보면서 따라 하는 것이 많이 도움이 되었다. '닥치고'라는 말에서 느껴지듯이 어려움에 타협하지 않는 멘탈 강화에 아주 좋은 책이다. PT숍을 운영하면서 계속 연구하고 도전하고 있는 저자라서 더 신뢰가 간다.

《마흔 식사법》, 모리 다쿠로

제목부터 강렬했던 《다이어트는 운동 1할, 식사 9할》의 저자가 새롭게 쓴 책이다. 젊은 시절과는 달라진 마흔 이후 어떻게 먹어야 영양은 올리면서 체중은 줄여서 멋진 몸매를 유지할 수 있는지 안내해준다. 한마디로 탄수화물을 줄이고 단백질을 늘리라고 권하고 있다. 다소 늦은 감도 있지만 이제라도 부모님께 알려드리고 싶은 내용이다.

보기만 해도 알게 되는 동영상

운동은 아무래도 사진보다 동영상을 보고 따라 하는 것이 자세를 배우는 데 더 효과적이다. 요즘은 유튜브, 페이스북페이지 등에 도움이 될 만한 영상이 넘쳐난다. 대부분 운동법과 동기부여에 도움이 되는 영상들이다. 트레이너와 함께하는 수업시간에는 내용에 집중해서 배우고, 평소 자유시간에 틈틈이 좋아하는 영상들을 챙겨보면 복습도 되고 새로운 방법도 알게 되어 도움이 된다.

〈힘콩의 재미어트〉

힘콩이라는 닉네임으로 유명한 유석종 트레이너가 운영하는 페이지로, 직접 만들어 판매하고 있는 홈트레이닝 기구들과 함께 재미있는 운동 방법들을 설명해준다. 오래전 본인의 집에서 플래카드를 걸어두고 풋풋한 동영상을 찍어 올리던 시절부터 관심 있게 봐 왔는데, 다른 건 몰라도 꾸준함과 성실함 면에서 최고의 점수를 주고 싶다. 책도 썼고 앱도 개발해서 운영하고 있으니 도움을 받기 바란다.

〈푸시업〉

주로 외국에서 만들어진 운동 동영상에 자막을 입혀 제공하고 있는 페이지로, '조져 드림', '때려 박음' 등 재미있고 쉽게 이해되는 표현을 사용해서 큰 인기를 끌고 있다. 한 개의 영상에 한 부위, 5분 내외의 짧은 내용으로 이루어져 있어 평소에 시간 날 때마다 틈틈이 재미로 봐두면 그 부위 운동을 할 때 기억이 나고 따라 해보고 싶어진다.

〈인터트(인터내셔널 트레이너)〉

'한국의 트레이너 여러분! 세계로 뻗어나갈 때입니다!'라는 목표와 '영어 공부하며 운동 배우기'라는 캐치프레이즈를 자랑하고 있다. 이러한 콘셉트 때문인지 위에서 소개한 〈푸시업〉이 운동 분위기나 자막 내용에서 조금 와일드하게 느껴지는 것에 비해, 〈인터트〉는 젠틀한 느낌을 준다.

〈운동 동기부여 영상〉

유튜브에서 '운동 동기부여'로 검색하면 수많은 영상을 볼 수 있는데, 그 수준이 무척 높다. 따라서 사고가 긍정적인 사람에게는 '나도 저렇게 되고 싶다', '저 정도는 아니더라도 지금보다는 나아지고 싶다' 하는 자극과 용기를 줄 수 있지만, 부정적인 사고를 지닌 사람에게는 '나는 저렇게 될 수 없어', '저게 말이 돼?', '저건 인간이 아니야' 등의 좌절감만 안겨줄 수도 있다. 몸을 만들기 전의 나는 조금 긍정적으로 '부럽다. 나도 가능할까? 저렇게 되고 싶다!'라고 생각했는데, 어느 정도 성공을 거둔 지금은 동기부여를 받으려고 자주 영상을 찾아보고 있다. 운동 초기에는 영화 〈록키〉의 훈련 장면들만 모아서 유명 음악을 배경으로 편집한 '록키 훈련 영상' 정도를 보면서 용기를 얻는 것도 좋은 방법이 될 것이다.

좋은 트레이너는 어떤 사람?

피트니스센터의 트레이너는 수업시간에 크게 2가지에 집중한다. 먼저, 올바른 운동법을 지도하여 회원들이 부상당하지 않고 효과적으로 목표를 달성하게 도와준다. 바로 이 점 때문에 처음에는 가능한 한 전문 트레이너에게 배우라고 하는 것이다. 책과 동영상만으로는 올바른 자세와 방법을 익히는 데 한계가 있고, 자칫 틀린 자세와 방법이 몸에 익으면 이를 교정하기가 다시 배우는 것보다 훨씬 더 힘이 든다. 책과 동영상은 중급자 이상의 유경험자들에게 효과적이다.

다음으로, 트레이너는 자세와 방법을 어느 정도 익힌 회원이 무게를 적절히 조절할 수 있게 도와준다. 어느 정도 운동을 하면 근육이 무게에 익숙해져 운동 효과가 감소하기 때문에 더 무거운 부하(과부하)를 가해줘야 근섬유들이 끊어지고 영양 공급과 함께 치료되는 과정에서 근육이 성장하게 된다. 그런데 혼자서는 어느 정도로 무게를 늘려줘야 하는지 가늠하기가 쉽지 않고 심리적으로도 부담을 느낀다. 이때 트레이너가 익숙해진 무게를 넘어설 수 있게 적당한 긴장감을 부여하고 서포트한다. 서포트라고 해서 대신 들어주는 것이 아니라 곁에서 지켜보고 있다가 능력에 부쳐 위험할 때 도움을 주는 것이다. 회원은 트레이너가 옆에 서 있기만 해도 심리적으로 안정이 되어 마음껏 무게를 들 수 있고, 트레이너의 자극에 자존심 때문에라도 자신의 한계를 극복해나갈 수 있게 된다.

이 밖에도 트레이너는 식단을 짜주거나 운동에 관한 궁금증을 풀어주기도 하는 등 여러 면에서 중요한 역할을 한다. 그러나 뭐니 뭐니 해도 트레이너의 가장 중요한 역할은 회원이 운동하러 나오게 만드는 '강제 효과'라고 할 수 있다. 트레이너와 약속한 운동 스케줄에 맞추어야 하기 때문에 자기 마음대로 운동을 나왔다 안 나왔다 할 수가 없다. 예고 없이 운동을 빼먹으면 횟수를 차감하기 때문에 '본전' 생각 때문에라도 나오게 된다.

트레이너가 중요한 만큼 트레이너를 잘 만나야 하는데, 어떤 트레이너가 좋을까? 어디까지나 개인적인 경험과 생각이므로 절대적 기준이 될 수는 없겠지만, 성공한 회원들의 기록인 '석세스 프로파일(Success Profile)'을 갖고 있는 트레이너라면 복 받았다 생각하고 같이 운동해보기를 권한다. 하나를 보면 열을 안다고, 본인이 성공시킨 회원들의 기록을 체계적으로 관리해온 트레이너라면 최고라고 할 수 있다. 보통 센터에 가서 "상담받으러 왔는데요"라고 하면, 인바디를 측정하고 결과지를 보면서 체지방이 어떻고 근육은 어떻고 설명한 다음 가격표를 보여주며 상담한다. 하지만 이런 식의 천편일률적 설명은 판단에 별 도움이 되지 않는다. 이른바 호갱(호구 고객)이 되지 않기 위해서라도 이제부터 센터에 가면 제일 먼저 "혹시 지금까지 다이어트에 성공한 회원들 기록이 있나요?" 하고 물어보시라. 참고로, 앞에서 소개한 이기원 트레이너의 책 《운동미니멀리즘》은 앞과 뒤에 회원들의 기록을 그대로 보여주고 본문에서도 '석세스 프로파일'의 중요성을 강조한다.

간혹 몸이 좋은 트레이너를 찾는 사람들이 있는데, 트레이너는 몸을 잘 만들어주는 사람이지 자기 몸을 잘 만드는 사람은 아니다. 몸이 좋은 트레이너가 다른 사람의 몸도 잘 만들어줄 거라고 생각할 수 있지만, 그렇지 않은 경우도 적지 않다는 사실을 알아야 한다. 마찬가지로 트레이너들의 보디프로필 사진이 잔뜩 걸려 있는 센터보다는 몸 만들기에 성공한 회원들 사진이 많이 걸려 있는 센터가 믿을 만하다. 내가 운동한 PT숍 벽에도 나를 포함한 회원들 사진이 나란히 게시되어 있다.

개념을 달리하다

앞에서 책과 동영상 등을 통해 쌓은 정보의 양이 달랐다고 이야기했는데, 그동안 모은 정보들이 모이고 업그레이드되어 중요한 지식으로 발전하고 여기에 경험까지 더해지자 개념의 전환이 이루어졌다. 이전까지는 살 빼기, 다이어트, 운동, 그리고 몸 만들기가 모두 같은 개념이라고 생각했다. 그때그때 상황에 따라 골라서 사용해왔을 뿐이다. 몸이 좀 무거우면 "살 좀 빼야 되는데", "다이어트 좀 할까", "운동 좀 해야지" 했는데, 다 같은 뜻으로 쓴 것이다. 하지만 이번엔 책들을 읽고 트레이너의 지도를 받으면서 조금씩 개념이 다르게 정리되고 자리 잡아가는 것이 느껴졌다. 살 빼기, 다이어트, 운동 등을 포괄하여 체지방을 줄이고 근육을 늘려서 모양뿐 아니라 기능적으로도 건강한 몸을 만드는 것이 나의 궁극적인 목표가 되었다.

　이를 가장 잘 표현한 개념이 바로 몸 만들기다. 내가 그동안 살 빼기, 다이어트, 운동 등에 일시적으로 그리고 부분적으로 성공했다가도 시간이 조금 흐르면 결국 실패로 끝난 이유가 종합적으로 이해하지 못하고 부분에 도전한 탓이었다. 실패 후에는 몸의 모양뿐 아니라 건강까지 더 망가져서 불만족이 높아지고 자존감은 더 떨어졌다. 종합적인 이치를 깨닫지 못한 잘못이었다.

　"이해할 수 없으면 소유할 수 없다"는 괴테의 말이 여러 분야에 활용되고 있는데, 몸 만들기의 경우에도 좋은 힌트를 제공해준다. 개념을 잘 이해하면 행동하기도 쉬워진다. 많은 이들이 어려워하는 개념들을 쉽게 정리하여 공유하려고 하는데, 많은 부분 《몸이 먼저다》와 《운동미니멀리즘》의 내용을 참조했다.

뺄 것만 빼라고!

　다음과 같은 체성분 측정 결과지를 본 적이 있을 것이다. 없다면 거의 모든 헬스클럽에서 무료로 측정해주므로 한번쯤 측정해보는 것도 좋을 것이다. 체성분을 측정해도 대부분 결과지를 이해하지 못하고 그냥 트레이너가 하는 말에 의존하는 경우가 많은데, 기초적인 개념들을 이해하고 나면 어떤 부분에 집중해야 할지를 알 수 있다.

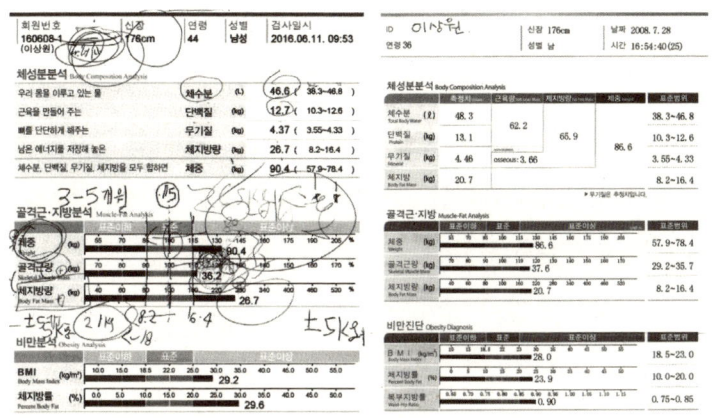

체성분 측정 결과지. 2016년 6월 11일 & 2008년 7월 28일

    왼쪽 결과지는 2016년 6월 운동을 시작하면서 측정했던 것이고, 오른쪽은 약 10년 전 운동할 때 측정했던 것이다. 오른쪽 결과지는 체수분, 단백질, 근육량, 무기질, 제(除)지방량, 체지방량, 체중, 그리고 체지방률 등의 용어를 설명하기 쉽게 정리되어 있어 덧붙였다.

    처음에는 뭐가 뭔지 눈에도 잘 안 들어오고 복잡해 보이지만 아래와 같이 한눈에 보이게 표시해보면 이해가 쉬워질 것이다.

체중 = 체지방량 + 제지방량(무기질 + 근육량(체수분 + 단백질))

체지방량 / 체중 = 체지방률

즉, 체수분에 단백질을 더한 것이 근육량이고, 여기에 무기질을 더하면 제지방량이 되고, 여기에 체지방량까지 더하면 체중이 되는 것이다. 체지방량과 비슷해 많이들 혼란스러워하는 제지방량은 체중에서 체지방을 제외한 개념이다. 체중에서 체지방이 몇 프로를 차지하고 있는지 표시하는 것이 체지방률이다. 위의 결과지에서 해당하는 용어를 찾아 옆의 숫자들을 더해보라. 숫자가 딱딱 맞아 떨어지면서 이해가 잘될 것이다.

"아~ 몸이 무거워~, 살을 좀 빼야 되겠는데"라고 하면 뭘 빼고 싶다는 말일까? 여기서 이야기하는 살은 뭘까? 예전의 나를 포함한 대부분의 사람들이 체중을 줄이려고 할 때 보통 "요즘 좀 찐 거 같네? 몇 키로 나가?"라고 물어본다. 체중은 앞에서 알아본 것처럼 체지방, 무기질, 근육, 수분, 단백질 중 뭐라도 줄이면 줄어든다. 즉, 살이 빠진다. 그래서 일단 뭐라도 빠져라 하는 생각으로 안 먹고 걷거나 뛴다. 먹는 것보다 많이 움직이면 된다는 생각이다. 분명히 효과는 있다. 며칠 또는 몇 주 동안 저녁 굶고 학교 운동장 가서 열심히 돈 다음 체중계에 올라서면 체중은 빠져 있다. 이때 위의 표를 보면서 한번 생각해봐야 한다. 뭐가 빠져서 체중이 줄어든 것일까?

체중은 문제가 아니다!

우리 몸은 탄수화물-단백질-지방 순으로 에너지를 쓰는데(저녁 굶었으니까 탄수화물은 없다고 가정하여 건너뛰고), 단백질, 즉 근육이 지방보다 먼저 빠진다. 에너지를 태우는 공장(미토콘드리아)은 근육에 많다. 근육이 줄면 에너지를 덜 태우게 되어 살이 찌기 쉬운 몸이 된다. 그때 '이 정도 빠졌으면 좀 쉬어도 되지' 생각하고 잠시 운동을 멈추고 먹기 시작하면 예전의 체중으로 금방 돌아가는데, 이상하게 전보다 살이 더 쪄 보인다. 이유가 뭘까? 다시 회복된 체중은 도대체 무엇이 늘어난 걸까? 학교 운동장 도는 걸 잠시 멈추고 그동안 참았던 걸 먹을 때 보통 뭘 먹는지 생각해보면 답이 나온다. 밀가루에 소금이나 설탕을 넣고 기름에 튀긴 것일 가능성이 아주 높다. 떡볶이, 튀김, 빵, 라면, 과자, 치킨 등을 먹고 술을 마신다. 밀가루, 소금, 설탕, 기름. 튀긴 것은 단백질은 없고 대부분 탄수화물이다. 많이 먹어 에너지로 사용되고 남은 탄수화물은 중성지방으로 축적될 수밖에 없다. 반드시 기억하기 바란다. 학교 운동장 돌기를 멈추면 먹은 것이 몸에 남을 가능성이 아주~ 많아진다. 그것도 지방으로 말이다. 체중이 빠질 땐 단백질이 빠지고, 체중이 늘어날 땐 지방이 늘어나는 최악의 결과가 된다. 같은 무게라면 지방이 더 크다. 그러니 더 쪄 보일 수밖에.

여기서 잠깐 정리하고 넘어가자. 살을 뺀다, 체중을 줄인다는 애매모호한 개념은 더 이상 안 쓰는 게 좋다. 우리가 원하는 건 체지방을 줄이고 체중에서 체지방을 뺀 제지방 즉, 무기질, 체수분, 단백질을 늘리는 것이다. 무기질은 미량 영양소라고 해서 웬만해서는 늘리기 힘들고 늘어나도 티가 잘 나지 않는다. 기본만 지켜도 잘하는 것이다. 무기질이 부족한 경우가 많은 요즘의 식재료를 보아서는 기본만 지키기도 힘들다. 따라서 물을 많이 마시고, 단백질을 많이 먹는 것이 중요하다. 얼마 전 MBC 〈나 혼자 산다〉에 래퍼 자이언티의 보디빌더 친구가 나와서 PC방에서 놀면서 물 2리터와 계란 흰자 스크램블을 퍼먹는 모습을 보았다. 그들은 물과 단백질에 목숨을 건다. 여기서 호기심 많은 사람이라면 참지 못하고 물어볼 것이다.

"체지방 줄인 양보다 제지방 늘린 양이 크면 체중이 늘어날 수도 있지 않아요?"

체중은 늘면 안 된다고 하는 강박관념은 생각보다 깊숙이 자리하고 있다. 걱정할 것 없다. 그렇게 하기가 어려워서 그렇지 그렇게 해낸다면 몸은 아주 보기 좋을 테니까. 사람들이 "살 빠지니 보기 좋네~. 얼마나 뺐어?"라고 물어볼 수도 있다. 그럼 "쪘는데?" 하면서 즐거운 대화를 즐기면 된다. 다행히 최근에는 무조건 체중을 줄이는 다이어트보다 체지방을 줄이고 근육을 늘리는 올바른 다이어트를 강조하는 분위기가 확산되고 있다. 하지만 아직도 "다이어트!

한 달에 10㎏ 감량 보장!" 같은 광고물을 흔히 볼 수 있다. 더 이상 다이어트와 관련한 개념의 혼란을 겪지 말고 올바른 체중 관리에 힘써야 할 것이다. 살 빼기, 체중 줄이기, 다이어트 모두 우리가 원하는 개념은 아닌 것이다.

살 빼는 운동이 아니라 근육 키우는 운동을

그럼 운동한다는 말은 어떤가?

"아~ 살이 너무 쪘어~. 운동 좀 해야 하는데."

주변에서 흔히 들을 수 있는 말이다. 이때 운동은 어떤 운동인가? 많이 움직인다는 뜻이다. 많이 먹고 안 움직여 살이 쪘으니 덜 먹고 많이 움직이면 살이 빠질 것이라는 뜻으로 하는 말이다. 물론 일정 기간 덜 먹고 많이 움직이면 살이 빠진다. 체중이 줄어든다. 하지만 이때 근육이 빠질 가능성이 크다. 즉, 앞에서 살펴봤던 위험성이 그대로 존재한다. 그러면 운동하지 말란 말인가? 당연히 아니다. 어떤 운동을 하느냐가 관건이다. 우리가 원하는 건 체지방은 줄이고 근육은 늘리는 것이지 않은가. 근육을 늘리면 에너지를 태우는 공장이 늘어나 결국 체지방을 줄이는 데도 도움이 된다. 그러므로 근육을 늘리는 운동을 해야 된다. 잘못된 상식 중의 하나가 '운동=근육'이다. 곧 어떤 운동이라도 열심히 하면 근육이 늘어난다고 생각하는 것이다.

사람들이 운동하겠다는 마음을 먹고 나서 가장 많이 하는 것이 걷기와 달리기다. 걷기는 체지방 감소에는 도움이 될지 몰라도 근육 생성에는 큰 도움이 되지 않는다. 달리기는 체지방과 함께 근육도 빠지게 만든다. 보디빌더들은 달리기를 포함해서 유산소운동을 거의 안 한다. 근육이 줄어드는 걸 막기 위해서다. 어떻게 키운 근육인데 달려서 없애냐고 한다. 물론 걷기와 달리기는 심폐기능 강화와 체지방 감소를 위해 아주 좋은 운동이다. 무조건 하지 말라고 하는 것은 아니니 오해 없길 바란다.

다음으로 많은 사람들이 하는 운동이 스쿼시, 테니스, 배드민턴, 수영, 에어로빅, 요가 등이다. 역시 마찬가지다. 재미도 있고 스트레스도 풀리고 유연성도 좋아지고 정신 건강에도 좋고 체지방 감소에도 도움이 되지만, 근육을 만들어주지는 못한다. 이런 종목의 선수들도 근육이 많지 않느냐고 물을 수 있다. 맞다. 기술 훈련 외에 근육을 만들기 위한 운동을 따로 하기 때문이다. 보디빌딩 선수들처럼 우람한 근육은 경기력에 방해가 되니까 각 종목의 특성에 맞는 근육운동을 한다.

근육을 늘린다는 말은 근육의 크기와 질을 늘린다는 뜻이다. 사람은 몸을 구성하고 움직이기 위한 기본 근육을 갖고 태어난다. 따라서 근육운동이란 아예 없는 근육을 만들어내는 것이 아니라 원래 있는 근육의 크기를 키우고 질을 높여서 근육의 양을 늘리는 것이다. 근육을 구성하고 있는 근섬유가 상처를 입거나 끊어졌을 때 원료인 단백질을 넣어주면 근육이 이를 붙잡아 근섬유를 붙이고 회복하는 과정을 반복함으로써 더 튼튼하고 더 큰 근육을 만들게 되는 것이다. 그러니 근섬유가 상처를 입거나 끊어질 수 있을 정도의 운동을 하고 단백질을 섭취해야 근육을 늘릴 수 있다.

죄수처럼 운동하라

근육을 늘리기에 최적화된 운동이 바로 웨이트트레이닝(weight training)이다. 최근에 유행하고 있는 크로스핏(CrossFit) 또한 웨이트트레이닝에 유산소운동을 결합하고 시간과 횟수를 제한함으로써 몸의 모양보다는 기능을 강화하는 데 초점을 맞춘 운동이다. 운동의 기본 구성은 웨이트트레이닝과 거의 같다. 어쨌든 근육을 발달시켜 몸의 변화를 이끌어내려고 한다면 웨이트트레이닝을 해야 한다. 시간과 돈을 들여 센터에 가서 러닝머신만 타는 회원들을 보면 안타깝다고 트레이너들이 말하는 이유가 여기에 있다.

요즘에는 집이나 직장에서 근육을 키울 수 있는 홈트레이닝(줄여서 '홈트'라고 하기도 함)이 큰 인기를 끌고 있다. 홈트레이닝을 위해 제작된 비교적 간편한 운동기구들도 쉽게 구입할 수 있고 맨몸으로도 얼마든지 효과를 볼 수 있다.

나는 PT숍에서 트레이너로부터 전문적인 지도를 받았지만, 틈틈이 책과 동영상을 활용하여 집에서 혼자 운동을 하기도 했고 지금도 꾸준히 하고 있다. 앞서 소개한 배우 최시훈 씨도 맨몸운동으로 몸을 만들어 세계 챔피언까지 올랐으니 그 효과는 충분히 검증되었다고 할 수 있다. 그는 연극 공연 중에도 쉬는 시간에 무대 세트를 활용하여 턱걸이, 푸시업, 크런치 등을 하고, 고무밴드를 철골 구조물에 걸어서 가슴과 팔 운동을 했다고 한다. 최근에는 미국에서 20년 가까운 세월 동안 감옥에서 몸을 만든 폴 웨이드라는 사람이 써낸 책 《죄수운동법》이 운동하는 사람들 사이에서 화제가 되었다. 그는 아무 시설이 없는 감옥 안에서 푸시업과 쇠창살을 활용한 턱걸이, 물구나무서기 등으로 몸을 만들었다고 한다.

최시훈 씨와 폴 웨이드의 사례는 시간과 환경이 따라주지 않아서 몸을 만들 수 없다는 핑계를 댈 수 없게 한다. 혹시 맨몸운동과 파워 강화에 관심이 있다면 앞의 책들과 함께 맛스타드림의 《남자는 힘이다》와 파벨 차쫄린의 《파워 투 더 피플!》을 추천한다. 개인적인 경험을 덧붙이면, 과거의 나처럼 살이 많이 찐 사람들은 처음부터 맨몸운동으로 몸을 만들기가 힘드니 트레이너의 도움을 받아 어느 정도 몸을 만들고 난 다음에 유지 혹은 발전의 단계에서 활용하면 큰 도움이 될 것으로 생각한다.

5세트

덤으로 깨달은 인생

몸을 만들면서 많은 것들을 새로 깨달았다. 전혀 계획에 없던 것들로, 마치 덤으로 받은 사과 몇 알처럼 기분 좋은 깨달음들이라 참으로 감사하다. 그중에서 으뜸으로 생각하는 것은 바로 '진정한 성공'에 대해 새로운 기준을 가지게 된 것이다. 다이어트 성공 비결에 대해 궁금해하면서 드라마틱한 뭔가가 있을지 모른다고 궁금해하는 지인들에게 내가 수줍게 고백하듯 하던 말이 있다.

"진정한 성공이란 어떤 목표를 정해두고 열심히 노력해서 성취한 그 '목표'가 아닐지도 모른다는 생각이 들어. 오히려 그 과정에서 예상치도 못했는데 툭 떨어지듯 주어지는 어떤 '부산물'이라고 해야 하나, 뭐라고 표현할지 모르겠는데, 하여튼 의도하거나 예상하지 못했던 어떤 것일 수도 있겠다는 생각…. 그렇기 때문에 굉장히 감사하게 되고 또 그래서 겸손해지는 것 같아. 성공한 사람들의 인터뷰를 보면 '감사하다', '운이 좋았다'는 말을 많이 하잖아? 아주 조금 이해가 되네. 이제 철이 드는 건가? 의욕도 생기고 용기도 생기고, 이제 다시 시작이라는 생각이 들어."

이 말에 공감하는 사람들이 많았다. 살아가는 데 아주 중요한 역할을 해줄 깨달음이라는 생각에 독자들에게 도움이 되기를 바라는 마음으로 공개한다.

내가 몸을 만드는 과정에서 은총처럼 받은 부산물과 깨달음이 많다. 그중 가장 중요하다고 생각하는 몇 가지를 공유한다.

정리해야 가벼워진다

　국내1호 정리 컨설턴트 윤선현 베리굿정리컨설팅 대표는 정리 전문가라는 새로운 직업을 만들어냈다. 그와의 인연은 2012년 시작되었다. 나의 많은 인연들이 그랬듯이 서점에서 말이다. 점심을 먹고 산책차 들른 서점에서 우연히 집어든 《하루 15분 정리의 힘》이라는 책이 그 시작이었다. 집, PC, 스마트폰, 인간관계, 일정 등이 어지럽게 흐트러져 몸과 마음이 모두 지쳐 있을 때였는데, 도움이 될 만한 내용으로 가득했다. 강의도 들어보고 싶어서 찾아보니 바로 며칠 뒤에 있기에 신청하고 들으러 갔다. 책도 좋았지만 강의는 더 도움이 되었다. 강의 자료를 공짜로 공유해주어 더욱 심도 깊게 공부한 후 지인들에게 전하기도 했다. 윤 대표와는 이후에도 가끔씩 만나서 식사나 차를 함께하며 서로의 관심사를 나누기도 하고 업그레이드도 하며 지내고 있다. 그렇게 배운 정리의 개념과 중요성은 이후 내 일상생활 여러 방면에서 많은 도움을 주었고, 몸을 만드는 과정에서도 아주 유용하게 활용할 수 있었다.

버리고, 제자리에 놓고, 쓸고, 닦아라

이해를 돕기 위해 정리, 정돈, 관리의 개념부터 간단하게 정리하고 넘어가자. 보통 "다 똑 같은 말 아냐? 치우는 거!"라고 한다. 어머니에게서 "방 좀 치워!" 소리를 하도 많이 듣고 자라서 그런가? 그렇다면 잘 치우려면 어떻게 해야 될까? 지금 당장 가서 냉장고 문을 열어보자. 막막하지 않은가?

첫째, 정리(整理)는 '버리는 것'이다. 일단 다 꺼내놓고 필요 없는 것들은 과감하게 버려야 한다. 1년 동안 한 번도 사용하지 않은 물건은 다 버린다. 이때부터 깜짝 놀라게 된다. 우리가 얼마나 쓸데없는 것을 많이 갖고 있었는지. 윤 대표의 말을 빌리면 정리대행 서비스를 하러 가보면 가장 큰 종량제봉투 수십 개는 기본으로 나오고, 심한 경우는 이삿짐 트럭이 필요할 때도 있다고 한다.

둘째, 정돈(整頓)은 '제 위치에 놓는 것'이다. 필요한 것이라도 있어야 할 위치에 있지 않으면 어질러지기 쉽고, 그러다 보면 필요 없는 것들을 불러들이게 되어 있다. 깨끗하게 치우더라도 곧 원상복귀되는 이유는 물건을 아무 데나 놓아두기 때문이다.

셋째, 관리(管理)는 '쓸고 닦는 것'이다. 깨끗한 상태로 본래의 쓰임새를 오랫동안 유지하며 사용하는 것이다. 정리와 정돈을 잘했다고 하더라도 정성을 들여 유지하지 않으면 제 기능을 잃고 못 쓰게 된다. 그러면 정리정돈을 아무리 잘해도 소용이 없게 된다.

이상이 넓은 의미의 정리의 핵심인데, 기회가 되면 윤 대표의 책과 강의를 통해 꼭 배워보기를 추천한다. 최근에 그는 관계, 시간, 공간 등 '일'과 마음, 건강, 돈 등 '삶'의 차원에서 필요한 정리의 힘을 업그레이드하여 활발히 전파해나가고 있다.

체지방은 정리하고, 근육은 정돈하라

운동하면서 몸에도 위의 개념들이 잘 들어맞는다는 사실을 깨달았다. 집을 정리하듯, 관계를 정리하듯, 시간을 정리하듯 몸을 정리해야 한다. 정리는 보기 좋게 꾸밀 뿐 아니라 제 기능을 다 할 수 있게 관리하는 일이다. 몸을 만드는 것 또한 단순히 식스팩을 만들고 근육을 키우는 차원이 아니라 원래 제 기능을 다하여 건강하고 평안한 삶을 영위할 수 있도록 정리하는 일이다.

우선, 체지방 정리. 집의 물건을 전부 꺼내놓고 필요 없는 것은 다 버리는 것처럼, 몸에 체지방이 얼마나 되는지 검사하고 필요 이상의 체지방은 다 버리는 것이다. 정리를 잘하려면 가능한 한 많이 버려야 한다. 미련을 갖고 쓸 데가 있겠지 생각하며 놔두면 곤란하다. 마찬가지로 체지방도 너무 없으면 추위를 너무 타는 거 아닐까 하는 쓸데없는 고민일랑 접어두고 처음에는 가능한 한 다 버려야 한다. 처음에는 다 버려야 정리 능력이 향상되고 그렇게 해서 몸을 잘 만들고 나면 필요에 따라 체지방을 적절히 조절할 수 있게 된다. 정리를 잘하는 사람이 필요한 물건만 골라서 사는 것처럼. 체지방을 '다 버리라'고 하니까 어떻게 체지방을 0으로 만들 수 있냐고 질문할 사람이 혹시 있을지 모르겠는데, 다 버리라고 해서 집에 있는 물건을 하나도 안 남기고 버리라는 이야기가 아닌 것처럼, 체지방을 0으로 만들라는 이야기는 아니다. 그리고 우리 몸의 체지방은 중요한 기능을 하므로 필요한 양은 꼭 있어야 하는 것이다.

다음, 근육 정돈. 필요한 물건에 제자리를 만들어주듯이 근육을 있어야 할 곳에 배치하는 것이다. 일단 버리고 나서 제자리를 찾아줘야지, 버리면서 자리를 잡으면 반드시 실패한다. 못 버린다. 마찬가지로 근육도 일단 체지방을 다 빼고 나서 더 만들거나 위치를 잡는다. 처음에 트레이너가 강조했는데, 이해가 안 가다가 나중에야 알게 되었다. 체지방을 빼면서 근육을 키우려면 못 뺀다. 버릴 지방을 다 버리고 나서야 근육을 좀 더 키우든가(고중량 저반복 운동), 필요한 부위 모양을 예쁘게 만들든가(저중량 고반복 운동) 할 수 있는 것이다. 집의 물건을 다 버리고 나서 위치를 잡다 보면 필요했는데 없었던 물건들이 보여서 사게 된다. 이때 사는 물건은 꼭 필요한 물건이고 바로 제 위치를 찾게 된다. 집이랑 몸이랑 신기하게 똑같다.

마지막으로 몸 관리. 버리고 자리 잡고 나면 이제 집을 깨끗하게 쓸고 닦아야 하듯이, 체지방 빼고 근육 위치 잡았으면 원하는 몸의 기능을 오래오래 유지하면서 살 수 있게 관리에 힘써야 한다. 운동과 식단 조절이 한창 정점에 달했을 때 사람들이 묻곤 했다.

"평생 그렇게 어떻게 살아?"

안 해보면 모른다. 우리가 평생 집을 매일같이 대청소하면서 사는 것은 아니다. 평소에는 관리만 잘해주다가 필요할 때 한 번씩 해주면 된다. 제대로 방법을 잘 익히면 처음처럼 힘들지 않다. 일주일마다 분리수거만 제대로 하고 쓸고 닦고 하면 집 관리가 어느 정도 되는 것처럼, 이제 체지방 1~2kg 정도 빼는 건 쉬워진다. 집에서 잠깐 스테퍼 타고 푸시업만 몇 번 해도 어느 정도 관리가 된다. 깨끗한 집에 쓸데없는 거 잔뜩 사 와서 늘어놓고 싶지 않은 것처럼, 공들여 만든 몸에 불필요한 지방을 붙이고 처지게 하고 싶지는 않게 된다. 필요하면 센터 가서 제대로 힘 한 번 쓰고 오면 된다. 아침 저녁으로 샤워하면서 몸을 체크한다. 한창 때 불끈불끈했던 힘줄이 보이지 않아도, 식스팩이 좀 희미해져도 불안하지 않다. 관리할 수 있는 능력이 생겨서다. 어느 정도 힘이 들지 알고 하면 그렇게 힘이 들지 않는다. 집 관리나 몸 관리나 매한가지다. 정리를 잘해야 가벼워진다.

삶에서 제거해야 할 것들

정리해야 가벼워진다는 개념은 몸 만들기 외에 우리 인생에도 적용하면 도움이 될 부분들이 많다.

관계 정리에 적용할 수도 있다. 스마트폰에 저장된 전화번호가 몇 개라고 자랑하기 전에 의미가 없는 번호들부터 다 버리고(정리), 관계에 따라 분류하고(정돈), 가끔 안부 인사라도 하고 만날 약속을 하자(관리). 번호를 정리하면서 자연스럽게 관계도 정리가 된다. 정말 필요한 분들은 따로 주소록에 모아서 명절이나 기념일 등 중요한 날에 선물, 손편지, 엽서 등을 보내자. 나도 몇 년 전 손편지로 일일이 연하장을 보냈는데, 반응이 기대 이상이었다. 감동으로 눈물이 다 날 지경이었다고 하는 친구도 있었다.

시간 정리에도 적용할 수 있다. 하지 않아도 되는 일, 약속들은 다 없애고(정리), 하고 싶은 일들을 잘할 수 있게 조정하고(정돈), 하는 일에 집중하고 애정을 다 쏟자(관리). 하다 보면 더 잘하고 싶은 일들이 보이고, 새롭게 하고 싶은 일들이 생기기도 할 것이다. 꼭 해야 하는 일들이 분명해질 것이다. 꼭 해야 하는 일들을 놓치지 않으면서도, 하고 싶은 일들을 더 많이 하려면 시간 정리에 힘써보기 바란다.

머리보다 몸이다

흔히 인생을 축구경기에 비유하면서 전반전, 하프타임, 후반전으로 나눈다. 비교적 일자리를 구하기가 쉬웠고 안정된 직장생활 끝에 정년퇴직을 하고 나면 그리 길지 않은 노후를 보내던 과거에는 이와 같은 구분이 맞지 않는 면이 있었다. 하지만 100세 시대라는 말이 일반화된 요즘에는 일자리를 구하기도 힘들고 정년까지 직장생활을 하기도 힘들어서 열심히 싸운 전반전, 긴 하프타임, 힘든 후반전으로 구분하는 것이 자연스러워졌다.

누구나 전반전에는 아쉬운 점이 많고, 하프타임에 잠시 쉬면서 체력도 보충하고 작전도 다시 짜서 후반전에 만족스러운 경기를 하자고 다짐하곤 한다. 전반전에 지고 있다가도 하프타임을 잘 활용해서 후반전에 분발하여 역전승을 거두는 사람들도 있고, 반대로 전반전에 이기고 있었지만 하프타임을 잘못 써서 후반전에 역전패를 당하는 사람들도 있다.

서울법대생의 후회

나는 《백년을 살아보니》의 저자 김형석 교수를 존경하면서 개인적으로 인생의 스승으로 여기고 있다. 김 교수는 100세에 가까운 지금도 전국으로 강연을 다니는 등 왕성한 활동을 하고 있다. 강원도 양구에 있는 '김형석·안병욱 철학의 집'에서 한 달에 한두 번 강연을 하시는데, 나는 요즘 즐거운 마음으로 달려가 인생을 배우고 있다. 인생의 하프타임에 대해 좋은 힌트가 될 내용을 들었기에 직접 인용한다.

"사람이 살면서 20세가 되면, 50세쯤 되었을 때 어떤 일을 어떤 사람과 함께 하게 될지 생각해봐야 해요. 그렇지 않고 공부만 열심히 하라고 하면 문제가 생기지요. 친구 따라 세상 따라 살면서 시간을 낭비하게 되거든요. 50세가 되면, 80세쯤 되었을 때 어떻게 살지, 어떤 생각을 하면서 사회생활을 할지 생각해봐야 합니다. 50세까지는 나를 위해서 어떻게 즐겁게 살 것인가 고민해왔다고 하면, 60세쯤엔 사회를 위해서 어떻게 보람 있고 값있게 살 것인지 고민해야 하지 않겠어요? 60세는 내가 나를 믿을 수 있는 나이, 철이 드는 나이예요. 사람은 노력한다면 75세까지는 성장할 수 있습니다. 75세 이후는? 성장보다는 유지가 관건이겠지만 80세까지는 노력한다면 성장할 수도 있겠지요. 60~75세는 아주 좋은 나이입니다."

앞에서 잠깐 소개했듯이 나는 서울법대와 대학원을 졸업한 후 대기업에서 직장생활을 시작해서 지금은 작은 회사를 운영하고 있다. 다른 친구들처럼 일찍부터 공부를 뛰어나게 잘했던 것은 아니지만, 아무튼 초등학교부터 대학원까지 20년 가까운 세월 동안 주로 머리를 쓰면서 살았다. 대학 다니면서 여행을 많이 다니고, 연극도 하고, 야구도 하는 등 공부 말고 다른 일에 시간을 많이 썼지만, 어디까지나 취미 수준이었고 본업은 학생이었으니 몸보다는 머리를 쓰면서 살았다고 해야 할 것이다. 졸업 이후 지금까지 거의 20년 가까운 세월 동안도 주로 머리를 쓰면서 살았다.

나이 50을 코앞에 둔 지금 과거를 돌아보니 20세가 되었을 때 50세쯤에는 뭐 하면서 어떻게 살지 계획을 제대로 세우지 못했기 때문에 강연을 들으면서 뜨끔했다. 나름대로 열심히 살았지만 '친구 따라 세상 따라 살면서' 시간 낭비를 한 면이 적지 않았다. 전반전을 돌아보니 2:3 정도로 뒤지고 있다. 열심히 뛰었고 골도 많이 넣었지만 공격만 하느라 수비를 소홀히 하여 골도 많이 먹었다. 아쉽긴 하지만 후회할 시간이 없다. 하프타임을 잘 보내고 후반전을 잘 뛰면 충분히 역전할 수 있는 점수인 것이 그나마 다행이다.

후반전을 기대하게 만드는 하프타임의 몸 만들기

하프타임에 체력을 보충하고 작전을 점검하기 위해서 몸을 만든 것은 아닌데, 우연히도 타이밍이 맞아 그렇게 되었다. 앞에서 말한 '몸 만들기를 통해 은총처럼 받은 부산물' 중 하나라고 할 것이다. 운이 좋았다고 할 수밖에 없다. 감사하는 마음이다.

몸이 보기 좋아지고 체력도 좋아지니 자연스럽게 계획도 새로 짜게 되었다. 누구에게는 아무것도 아닐 수 있지만, 나로서는 작지 않은 성취를 하고 나니까 자신감이 생겼다. 마인드도 아주 긍정적으로 변하여 예전에는 꿈도 못 꾸었던 생각도 떠올리고 실천도 하게 되었다. 대표적인 것이 이 책을 쓰기로 마음먹게 된 것이다. 아울러 '몸이 먼저다'라는 콘셉트로 여러 가지 일을 계획하고 추진하게 되었다.

돌이켜보면 전반전에는 머리를 앞세워 웬만한 건 조금씩 포기하거나 미루고 살았는데 결과적으로 만족스러운 결과가 나오지 않았다. 점수도 뒤지고 경기 내용도 다소 이랬다 저랬다 한 면이 많았다. 다행히 하프타임에 들어서 체력 보충도 잘 했고 마인드도 잘 단련해놓았으니 후반전에는 '머리보다 몸'을 주무기로 삼아 멋진 경기를 펼칠 생각이다. 큰 그림을 그리고 계획대로 묵직하게 경기를 펼쳐 내용과 점수 모두에서 이기는 경기를 하고 싶다. 몸이 좋아졌으니까 단순하게 몸에 관한 책을 쓰고, 강연을 하고, 관련된 사업을 하는 차원에서 생각하는 것은 아니다. 그보다 더 중요한 것은 몸에 대한 생각을 새롭게 하고 외형적으로나 내면적으로나 몸을 최상의 상태로 유지하면서 살 수 있도록 라이프스타일의 변화를 계획하고 실천하는 것이다.

우선 몸 만드는 과정에서 새로 생긴 좋은 습관들을 계속 유지하고 점검하며 발전시켜나갈 것이다. 아침에 일찍 눈을 떠 차를 마시고 몸과 마음을 깨우면서 성경 필사도 하고 새로운 원고도 쓰면서 여유로운 마음으로 가족들과 하루를 준비하는 즐거움을 더욱더 키워나갈 것이다. 운동도 계속하고 몸에 대한 공부도 새롭게 하면서 몸의 모양과 기능을 향상시키기 위해 애쓸 것이다. 그 과정에서 갖게 되는 경험과 생각들을 널리 공유하면서 좋은 뜻을 같이하는 사람들과 손잡고 봉사할 수 있는 기회도 찾을 생각이다.

개인의 생산성을 높이는 최선의 방법

짧아지는 정년에 직업도 여러 번 바꾸면서 살아야 하는 요즘의 인생은 축구보다 농구에 비유하는 것이 더 어울릴 수도 있을 것 같다. 농구는 경기를 진행하는 동안 수시로 작전타임을 쓸 수 있다. 횟수가 제한되어 있는 작전타임을 언제 어떻게 사용하는가 하는 것이 승부의 결정적인 요인일 때가 많다. 살기가 팍팍해진 세상이다. 한탄만 할 것이 아니라 작전타임을 잘 써서 인생이라는 경기에서 좋은 내용으로 좋은 승부를 펼쳐야 할 것이다. 그러기 위해 '머리보다 몸이다'라는 생각으로 몸을 단련하고 몸에 좋은 습관을 붙여나가는 것이 중요하다.

노파심에서 사족을 덧붙인다. '머리보다 몸이다'라고 해서 행여 "머리 써서 공부 열심히 하는 것보다 몸을 써서 운동하는 것이 더 중요하다는 거죠?"라고 묻는 사람이 없길 바란다. 우리나라는 지나치게 앉아서 머리로 하는 공부에만 힘을 쏟는 풍토가 있다. 이런 풍토는 문무(文武) 겸비를 중요시했던 먼 옛날 우리 조상들과, 운동과 공부를 모두 중요시하고 있는 다른 나라들과 비교했을 때 문제가 있다는 점을 강조하기 위해서 한 말이다. 머리와 몸, 모두 중요하다. 다만 지나치게 머리만 강조해온 지금까지의 불균형을 해소하여 균형 있는 발전을 이루려면 '머리보다 몸이다'라고 생각하고 실천해야 한다는 것이니 오해 없기를 바란다.

KBS의 오강선 PD는 그의 책 《리딩 앤 피트니스》에서 디지털 시대에 평생 공부하고 성장하여 성공적인 삶을 살기 위해서는 독서와 운동을 통해 개인의 생산성을 높여야 한다고 강조했다. 산업화 시대에는 지식과 건강을 얻기 위해 독서와 운동을 했다면, 디지털 시대에는 머리와 몸의 수용 능력을 키우는 데 주안점을 두어야 한다는 것이다. 특히 신경세포망 발달을 통해 뇌의 능력을 키우는 데 도움을 주는 운동이 선행되어야 한다고 말한다. 나는 그의 통찰력에 힘입어 머리는 디지털 기술과 네트워크의 발달, 협동 등을 통해 도움을 받을 수 있는데 반해, 몸은 운동으로 각자가 능력을 발달시켜야 하는 측면이 있다는 차이 또한 이해할 수 있었다. 어쨌든 이전에 독서를 게을리하지 않았고, 이번 기회에 운동을 몸에 배게 만든 나로서는 이와 같은 전문가들의 내공 있는 연구들이 반갑고 감사할 뿐이다.

의지력만으로는 안 된다

세상에서 가장 무거운 것이 남의 마음이고, 가장 가벼운 것이 내 마음이라던가. 영업과 관련된 일을 하는 사람들은 알 것이다. 남의 마음을 돌리는 것이 얼마나 힘든 일인지. 어떤 때는 정말 무슨 수를 써도 꿈쩍도 안 한다. 반면 스스로 한 약속은 너무도 어기기 쉽다. 무슨 일이라도 다 할 수 있을 것처럼 마음을 먹지만 얼마 지나지 않아 언제 그랬냐는 듯 각종 합리적인(?) 이유를 들어가며 쉽게 자신의 마음을 뒤집는다. 본인 스스로는 절대 핑계라고 생각하지 않는다.

강렬한 유혹에 넘어간 실패의 기억들

지금까지 살아오면서 내 마음이 얼마나 가벼운지 깨달을 기회는 참으로 많았다. 의지력만 믿고 도전했다가 실패했던 기억들이다. 대표적인 예가 금연이다. 지금은 끊은 지 15년이 다 되어가지만, 나도 한때는 지인들 사이에서 유명한 골초였다. 몇 번의 시도와 실패를 반복했는지 기억도 안 날 만큼 나의 금연 시도는 역사가 깊다. 매년 새해에, 구정에, 생일에 '올해는 무슨 일이 있어도 끊는다!'라고 결심하며 갖고 있던 담배와 라이터를 숱하게 버렸다. 하루가 지나기도 전에, 아니 한 시간이 지나기도 전에 찾아오는 강렬한 유혹을 떨칠 수가 없었다. '내일부터 끊어~', '월요일부터 끊는 게 낫지~' '1일부터 끊어~'라는 결심은 그토록 어려운데 유혹에 넘어가기는 너무나도 쉬웠다. 여기서 잠깐 퀴즈! 금연하기 가장 어려운 때는? 답은 바로 12월 마지막 주 일요일. 일 년, 한 달, 한 주의 첫날이 바로 코앞이기에 연기해도 되는, 아니 연기해야 할 이유가 너무도 많기 때문이다. 의지력은 유혹 앞에 너무나도 약하다.

또 다른 예는 아침에 일찍 일어나기. 예전에 사이쇼 히로시의 《아침형 인간》이라는 책이 크게 인기를 끌었던 적이 있다. 이후 지금까지도 아침에 일찍 일어나는 것이 좋다는 내용의 방송, 기사는 쉽게 접할 수 있다. 그럴 때마다 '나도 당장 내일부터 일찍 일어나서 운동해야지!' 결심하며 새벽 5시에 알람을 맞췄다. 마치 지금까지 나에게 일어난 모든 나쁜 일의 원인이 아침에 일찍 일어나지 못하는 습관에 있는 것처럼. 그리고 다음 날 알람이 울리면 거부하기 힘든 유혹과 사투가 시작되었다. 내 안의 또 다른 내가 속삭였다. '밖에 엄청 추워~ 더 자~', '갑자기 일찍 일어나면 오히려 건강에 안 좋아~', '밖에 비 오는 것 같아~' 등등. 결국은 싸움에서 지고 평소보다 더 늦게 일어나서 '난 역시 안 되나 봐' 하는 자책으로 자존감만 떨어지곤 했다. 아침형 인간이 좋으냐 나쁘냐는 선택의 문제다. 저마다 사정과 처한 환경이 다르니 함부로 말하고 강요할 문제는 아니다. 다만 나는 한때 저녁형, 아니 새벽형 인간이었고 지금은 아침형 인간으로 살아간다.

마지막으로 다이어트. 앞에서 이야기한 대로 나는 어릴 때부터 뚱뚱했다. 보통 가정에서 다 그렇듯이 나도 중·고등학교 때는 대학입시 준비로 모든 것이 허용되었기 때문에 다이어트는 대학 입학 이후로 미루어놓았었다. 대학에 들어가면 저절로 살이 빠진다고 믿었는지도 모르겠다. 그때만 해도 대학입시 준비보다 더 길고 지루하고 힘든 다이어트의 역사가 시작될 줄은 꿈에도 생각하지 못했다. 여기저기 헬스클럽에 등록하는 것은 당연하고, 각종 효과가 좋다고 광고하는 다이어트는 거의 다 해보았다. 운동하기 싫은 마음을 이겨내야 했고, 먹고 싶은 마음을 참아야 했다는 공통점이 있다. 효과가 전혀 없지는 않았다. 살이 빠지기도 했고 근육이 붙기도 했다. 그러나 조금 지나면 이내 다시 살이 찌고 물렁해졌다. 어떤 때 만난 사람은 "살 많이 빠졌네?" 했고, 또 다른 때 만난 사람은 "살이 많이 쪘네?" 했다. 살을 빼본 적이 있기에 '마음만 먹으면 다시 뺄 수 있어~' 생각하며 위안을 받았다.

마음만 먹지 말고 몸이 기억하게 하라

《리딩 앤 피트니스》를 읽으면서 의지력만으로는 실패한다는 사실을 확실하게 이해하게 되었다. 어떤 단계를 변화시키는 데 필요한 최소한의 에너지를 '활성화 에너지'라고 하는데, 새로운 시도를 할 때에는 활성화 에너지가 많이 필요해서 스트레스를 받는다고 한다. 담배 참기, 일찍 일어나기, 운동하기 등을 시작하는 초기가 누구에게나 어려운 것도 이 활성화 에너지가 많이 필요하기 때문이다. 필요한 활성화 에너지를 줄이는 방법으로 추천할 수 있는 것이 물 마시기, 일찍 자기, 일단 헬스클럽에 가기 등을 습관화하는 것이다. 나도 몸 만들기 과정에서 무슨 일이 있어도, 운동을 하지 않더라도 일단 PT숍에는 나가자고 스스로 약속했는데, 이것이 습관이 되면서 운동할 때 필요한 활성화 에너지가 줄어들어 집에서도 혼자 운동을 할 수 있게 되었다.

금연, 아침형 인간, 다이어트뿐 아니라 어떤 도전도 자신의 의지력만 믿고 함부로 덤볐다가는 계속 실패하게 되고 '난 역시 안 되나 봐' 자책하며 자존감만 낮아진다. 의지력이 약해서가 아니다. 안데르스 에릭슨의 《1만 시간의 재발견》에서 이야기하고 있는 것처럼,

긍정적인 동기부여, 정확한 방법, 그리고 좋은 습관으로 오래 반복하면 누구나 성공할 수 있다. 강한 의지력의 소유자들이 보여준 성공도 대부분 위와 같은 비결이 함께했다. 마음만으로는 안 되고 몸도 따라주어야 성공할 수 있는 것이다.

다행스럽게도 나는 금연, 일찍 일어나기, 다이어트에서 지금까지 성공하고 있다. 시행착오도 많았지만 성공하고 보니 위와 같은 비결들이 뒷받침되었다는 사실을 알 수 있었다. 앞으로도 뭔가 새로운 시도를 할 때는 의지력만 믿고 허황된 기대를 하지 않을 것이다. 이제라도 알았으니 계속 실천하면서 필요한 사람들에게 많이 알려주고 싶다. 성공 이후 찾아 오는 즐거움과 행복은 그 이전에 상상하던 것 이상으로 크다. 예상치 못한 '좋은' 부작용도 많다. 독자 여러분도 꼭 맛볼 수 있기를 바란다.

루틴이 성공을 이끈다

내가 몸을 만드는 데 성공할 수 있었던 비결은 한마디로 좋은 운동 습관과 식사 습관을 키운 것이었다. '반복하면 습관이 된다'는 말은 짧지만 강력한 말이다. '습관은 철사를 꼬아 만든 쇠줄과 같아서 매일 가느다란 철사를 엮다 보면 끊을 수 없는 쇠줄이 된다'는 말도 있다. 좋은 행동이든 나쁜 행동이든 반복하면 습관이 되어 나중에는 하지 않기가 힘들어진다는 뜻이다.

하지 않을 수 없는 상태. 성공학 전문가로 유명했던 이영권 박사(작고)는 이 정도의 경지에 이른 습관을 '습관화(habitualization)'라고 칭하며 그것이 성공의 지름길이라고 강조했다. 오강선 PD는 어떤 시도를 어렵게 하는 활성화 에너지를 감소시키기 위해서는 오랫동안 강제적으로 몸에 배게 하는 것이 필요하다며 '리추얼라이제이션(ritualization)'이라는 이름을 붙였다. 그런가 하면 한근태 박사는 이를 '배우고 익혀서 몸에 배게 하여 행동한다'는 의미로 '학습관행(學習慣行)'이라고 표현했다. 모두 일맥상통하는 말들이다. 나는 현재 운동과 식사 모두에서 습관화, 리추얼화, 학습관행이 되었다고 자부할 수 있다.

1만 시간의 법칙보다 중요한 것은 '의식적인 연습'

흔히 나쁜 습관을 없애는 것보다 좋은 습관으로 대체하는 것이 더 쉽다고 한다. 나쁜 습관은 '참아야 하는' 것이고, 좋은 습관은 '해야 하는' 것이다. 참는 것보다는 하는 것이 더 쉽다. 담배를 예로 들어보면, 흡연 욕구가 일어날 때 '담배를 참는 것'보다 '찬 물 한 잔을 마시는 것'이 더 쉽다. 시간이 지날수록 더욱 그렇다. 처음에는 의식적으로 반복해야겠지만 오래 반복하면 의식하지 않고도 저절로 하고 있는 자신을 발견하게 된다. 이처럼 좋은 습관으로 대체하지 않고, 의지력에 기대어 무조건 참으려고만 하면 실패를 준비하는 것이나 마찬가지다. 물론 이는 담배를 반드시 끊겠다고 진짜 결단을 내린 사람들에게 해당하는 것이다. '한번 해봐?' 하는 정도의 사람에게는 이도 저도 다 해당되지 않는다.

그렇다면 성공 습관을 형성하기 위한 좋은 행동의 의식적 반복은 얼마나 많이 해야 할까? 이에 관해 세계적인 경영사상가 말콤 글래드웰은 《아웃라이어》에서 "뛰어난 성취를 이루려면 최소한 1만 시간을 보내야 한다. 하루 3시간씩 10년은 필요하다"고 하면서 '1만 시간의 법칙'이나 '10년의 법칙'으로 잘 알려진 주장을 폈다. 글래드웰의 주장은 스웨덴 출신의 유명 심리학자 안데르스 에릭슨의 연구 결과를 근거로 하고 있는데, 에릭슨은 최근 그의 저서 《1만 시간의 재발견》에서 "말콤 글래드웰의 '1만 시간의 법칙'은 자신의 연구 취지와는 달리 '1만 시간'이 너무 강조되었다. 더 중요한 것은 '의식적인 연습(deliberate practice)'이 반드시 '긴 시간' 동안 축적되어야 한다는 사실이다"라고 말하여 세간의 오해를 바로잡았다. 즉, 1만 시간 또는 10년 동안 계속하면 모두가 최고의 경지에 오를 수 있는 것이 아니라 '의식적인 연습'이 중요하다는 뜻이다. 제프 콜빈의 《재능은 어떻게 단련되는가》라는 책에서 탁월한 성과를 낳는 비결로 설명되고 있는 '신중하게 계획된 연습' 또한 '의식적인 연습'과 같은 뜻이다. 참고로 에릭슨은 의식적인 연습을 하는 가장 좋은 방법은 성공하는 비결을 알고 있는 전문가, 즉 트레이너와 함께하는 것이라고 말했다. 특히 혼자서 오랜 시간 연습을 해도 그다지 특별한 성과를 거두지 못한 상담자들에게 "트레이너에게 지도를 받으라"고 조언했다.

박진영의 '지전전전립비면현영운창'

'오랜 기간 반복된 의식적인 연습으로 생긴 습관'과 비슷하면서도 조금은 구별이 되는 개념으로 '루틴'이라는 것이 있다. 루틴은 행동보다 심리적인 측면에 조금 더 중점을 둔 것이라고 할 수 있는데, 높은 성과에 도움이 되는 일련의 행동들을 반복함으로써 어떤 경우에도 흔들리지 않는 평정심을 유지하는 것이다. 2012년 4월 30일 방송된 SBS의 〈힐링캠프〉에 소개된 박진영의 루틴을 살펴보자.

그는 항상 외출하기 전에 챙겨야 할 것들을 주문처럼 되뇌인다. 체크 사항들의 앞 머리글자를 따서 만든 '지전전전립비면현영운창'이라는 주문을 외우며 하나하나 확인한다. 지갑, 전화기, 전화기, 전화기, 립밤, 비타민, 면도, 현금, 영수증, 운동복, 창문. 물건은 물론 마음가짐에서도 무언가 빠뜨림이 없이 준비된 상태로 나가기 위해 그런 루틴을 만든 것이다. 아침에는 일어나자마자 비타민과 견과류, 채소즙, 두유, 미숫가루, 과일을 먹고 체조와 발성 연습을 30분씩 한다. 그런 다음 헬스클럽처럼 꾸며놓은 거실에서 2시간 동안 운동한다. 그는 국내 최고의 기획사 중 하나인 제이와이피(JYP) 엔터테인먼트를 경영하면서도 가수 활동 또한 게을리하지 않는다. 책도 썼고, 미국에 직접 진출해서 작곡가로서 명성을 떨치기도 했다. 또한 오디션 프로그램의 심사위원으로 활동하고 드라마 배우로 출연하는 등 다양한 영역에서 바쁜 스케줄을 소화하고 있다.

이토록 바쁜 박진영이 위와 같은 루틴을 17년 동안 계속해온 이유는 딱 하나다. 어떤 경우에도 몸과 마음을 '베스트 컨디션'으로 유지하여 팬들에게 부끄럽지 않은 가수와 작곡가로 계속해서 활동하기 위해서다.

이치로가 반드시 '아내의 카레'를 먹는 까닭은

루틴의 또 다른 목적은 에너지를 쓸데없이 낭비하지 않기 위해서다. 성공에 도움이 되는 행동을 잊어버리지 않기 위해, 도움이 되지 않는 행동은 반복하지 않기 위해 미리 최적의 행동 규칙을 습관화하는 것이다. 즉, 어떻게 할지 똑같은 고민을 반복하기 싫어서 미리 정해놓고 자동적으로 행동하는 것이다.

미국 프로야구에서 활약하고 있는 일본인 타격 천재 스즈키 이치로의 루틴을 살펴보자. 워낙 많이 알려진 유명한 이야기지만, 〈매일경제〉 김기철 기자의 기사 '삶 속의 실패를 자양분 삼아 나를 단련하는 진정한 성공'을 참고하여 여기에 다시 소개한다.

이치로는 경기 전 반드시 아내가 만들어준 카레를 먹는다. 원정 경기 때는 페퍼로니 피자를 먹는다. 경기 시작 5시간 전에 경기장에 들어서는데, 반드시 미리 정한 다리를 먼저 내딛는다. 이전과 똑같은 방식, 똑같은 시간에 스트레칭을 한다. 쓰리 볼 노 스트라이크 상황을 가정하고 타격 연습을 한다. 덕아웃에서는 나무 막

대기로 발바닥을 마사지하고 다른 선수의 배트는 절대 만지지 않는다. 경기 중 타석에 들어서기 전에 한 번 쪼그려 앉았다가 일어서서 어깨를 펴고 타석으로 향한다. 숨을 깊이 들이마시고 배트를 쥔 오른팔을 크게 돌려 투수를 겨냥한다. 왼손으로 오른쪽 어깨 유니폼을 한 번 잡아당긴다. 팀이 앞서고 있는 상황이든 뒤지고 있는 상황이든 아주 박빙의 승부를 펼치고 있는 상황이든 어떤 상황에서도 흔들리지 않고 똑같은 행동을 반복한다. 결과가 어떻든 다음 타석에서도 똑 같은 행동을 반복한다. 경기 후에는 정해진 만큼의 타격 연습을 하고 귀가해서 식사를 하고 당일 경기를 정리한다. 웬만한 고급 피트니스센터에 버금갈 정도의 시설을 집에 갖춰놓고 운동을 쉬지 않는다.

  이치로는 이와 같은 자신만의 루틴을 30년간 반복해오면서 일본에서 9년(1992~2000) 동안 1,278개, 미국에서 16년(2001~2016) 동안 3,030개, 미·일 통산 25년 동안 총 4,308개의 안타를 기록했다. 세계 최고 기록이다. 1973년생으로 2017년 현재 45세인 그는 여전히 현역으로 뛰고 있다.

루틴이 위력을 발휘하려면

  박진영과 이치로의 사례는 루틴을 만들고 오랜 기간 반복하는 것이 베스트 컨디션을 유지하고 쓸데없는 에너지 낭비를 없애는 데 얼마나 중요한지를 알려준다. 여기서 한 가지 유의할 점이 있다. 루틴은 기본적인 실력이 바탕이 되었을 때 그 위력을 발휘할 수 있다는 것이다. 실력 없이 유명한 사람들의 루틴만 따라 한다고 좋은 결과가 나오는 것은 아니다. 루틴은 이미 단련해놓은 실력을 제대로 발휘할 수 있는 최상의 신체적·정신적 상태를 유지하기 위한 것이다. 최고의 가수와 작곡가가 되려면 먼저 음악 실력을 갖추기 위해 노력해야 하고, 최고의 야구선수가 되려면 체력과 기술을 갖추기 위한 훈련을 충분히 해야 한다. 이런 실력 없이 매일 비타민 먹고 운동만 한다고, 카레 먹고 똑같은 폼만 따라 한다고 같은 결과가 나오는 것은 아니다. 일단 실력을 갖추고 나서 자신만의 루틴을 만들어나가야 한다.

내가 지금까지 다이어트에 쏟은 시간을 모두 합하면 1만 시간, 10년이 훨씬 넘을 것이다. 그런데 이번에 몸을 만들면서 트레이너와 함께 '의식적인 연습'에 들인 시간은 6개월, 1,000시간도 채 되지 않는다. 체지방 조금 많이 줄여서 만든 식스팩 정도는 '탁월한 성취'라고 할 수도 없다. 아직 멀었다는 말이다. 그리고 내가 지금까지 생활이나 운동을 하면서 반복하고 있는 일련의 행동들은 박진영이나 이치로처럼 달인의 경지에 오른 루틴들과는 비교가 안 된다. 아직 루틴이라기보다는 그냥 좋은 습관으로 만들어가고 있는 단계에 불과하다. 그래도 계속하다 보면 비교 불가능한 나만의 루

턴을 만들어낼 수 있을 것이다. 이미 시작은 했고 꽤 의미 있는 축적의 시간들도 있었으니, 앞으로 이러한 과정이 1만 시간, 10년 이상 반복되면 세상 누구에게 선보여도 탁월한 성취라고 자랑할 수 있는 성공의 루틴을 말할 수 있게 될 것이다.

고수는 단과 련의 산물이다

옛날 무사들의 결투에서는 단 한 번의 패배가 곧 죽음을 의미했다. 이러한 사투에서 60번을 모두 승리로 이끈 전설적인 검객 미야모토 무사시는 검과 인생에 대한 철학을 담은 《오륜서》라는 저서를 남겼다. GE의 잭 웰치가 병법서를 넘어 최고의 경영 전략서로 꼽았고, 많은 사람들이 최고의 인생 경영서라며 극찬을 아끼지 않았다. 나 또한 이 책을 읽고 단련(鍛鍊)에 대한 깨달음을 얻을 수 있었다.

무사시는 "단(鍛)이란 1,000번의 반복, 련(鍊)이란 1만 번의 반복을 말한다. 단련 없이는 누구도 경지에 오를 수 없다"고 단언했다. 어느 음악가가 했다는, "올바로 할 때까지 연습해서는 안 된다. 틀릴 수 없을 때까지 연습해야 한다"는 말과 일맥상통한다.

많이 하면 쉬워지고, 쉬워지면 경지에 오른다

처음 운동을 시작하면 다 낯설고 힘이 든다. 대표적인 게 복근 운동인 크런치(Crunch)와 행잉 레그 레이즈(Hanging Leg Raise)다. 복근의 힘으로 누워서 상체를 말아 올리고, 철봉에 매달려 하체를 말아 올리는 대표적인 상복근, 하복근 운동이다. 처음 할 때에는 아무리 힘을 줘도 상체건 하체건 꿈적도 하지 않았다. 반동을 써서라도 올려보려고 하면 트레이너로부터 "반동 없이요~" 하는 지적이 날아들었다. 잘 안 되면 하기 싫어지고 하기 싫어서 더 안 하게 된다. 그러다 그만두게 된다. 그런데 이번에는 끝까지 가기로 하지 않았던가. 보디프로필 사진을 멋지게 찍으려면 식스팩이 필수다. 식단 조절을 잘하면 감춰져 있던 식스팩이 드러난다고 하지만, 이왕이면 좀 더 탄탄하고 볼륨감 있게 만들어야 할 것 아닌가. 피할 곳이 없었다. 매일 운동 마지막에 하루는 크런치, 하루는 행잉 레그 레이즈를 번갈아가면서 했다. 집에 누워서도 생각나면 했다. 어느 순간, 그렇게 안 되던 것이 어렵지 않게 되고, 얼마 안 가 횟수를 늘리고 더 무거운 걸 들고 하는 정도가 되었다.

복근운동뿐만 아니라 다른 운동들을 하면서 깨닫게 되었다. 오래, 많이 하면 쉬워진다. 쉬워지면 자꾸 하고 싶어지고, 자꾸 하면 더 쉬워지면서 어떤 경지에 오르게 된다.

다행히 대부분의 운동은 무사시가 이야기했던 단련처럼 1,000번,

1만 번까지 하지 않아도 어느 정도 쉽게 할 수 있다. 잘 안 되는 이유는 단련이 되어 쉬워지기 전에 그만두기 때문이다. 그러면서 "운동은 힘든 것이다", "나는 운동에 소질이 없다", "나이 들어서 운동하다 다치면 나만 손해다" 등의 핑계를 댄다. 나도 예전에는 뭐를 하건 잘 안 되면 운이 없었다, 상황이 안 좋았다, 나랑 안 맞았다는 등의 핑계를 대곤 했다. 이제는 그냥 단련이 부족하다고 인정하고 더 노력하려고 한다. 그래야 다시 기회가 있기 때문이다. 핑계를 대기 시작하면 기회는 영영 물 건너가게 된다는 것을 경험으로 알고 있다.

어린 시절 재미있게 보았던 홍콩 무술영화에도 이러한 사실이 잘 나타나 있다. 성룡을 세상에 알린 영화 〈취권〉이 대표적인데, 영화들 대부분이 비슷한 스토리로 짜여 있었다.

악한에게 죽임을 당하는 부모의 모습을 멀리서 지켜볼 수밖에 없었던 나약한 주인공. 부모의 복수를 다짐하며 유명한 사부를 찾아가 제자로 받아달라고 사정한다. 빗자루 던져주며 "마당을 쓸어라" 한마디 하고는 몇 달이 지나도 무술은 안 가르쳐주고 술만 마신다. 속았다고 생각하며 빗자루를 집어던지고 도망치는 주인공. 길에서 도적을 만나 실랑이를 하다가 뿌리치며 살짝 쳤는데 픽 쓰러진다. 그리고 뭔가를 깨닫는다. 다시 돌아가 "사부님! 제가 어리

섞었습니다!" 하니 이번에는 "물을 길어라" 한다. "장작을 패라", "사냥을 해와라"…. 세월은 흐르고, 부모님을 죽인 악한이 알고 보니 사부와 천적지간. 사부도 악한에게 죽임을 당하고 주인공도 위기에 처한다. 최후의 순간, 문득 사부의 깊은 뜻을 깨닫고 숨겨진 실력이 발휘되며 복수에 성공한다.

내가 본 무술영화들에는 단련의 의미가 아주 잘 녹아 있었다. 그런데 현실에서는 왜 영화와 전혀 다른 결말들만 만들어지는가. 큰 기대를 하고 들어간 회사. 처음에는 대부분 단순 반복에 가까운 일들이 주어진다. "복사를 해라", "자료를 정리해라" 등등. 금방 싫증이 나고 '이런 일 하려고 회사 들어왔나' 하는 생각에 잡생각이 나기 시작한다. 한번 잡념에 빠지면 매사에 꼬투리를 잡는다. 불평거리는 널리고 널렸으니까. 그러다가 영화 속 주인공처럼 도망간다(이직). 단련과 발전의 기회는 사라진다. 영화와는 달리 다시는 돌아오지 못한다. 영화에서처럼 나도 버티고 버틴 끝에 뭔가를 깨닫고 부모님과 사부의 복수에 성공하는 당대 최고의 고수가 되어야 하지 않는가? 그런데 왜 나는 복수는커녕 복사만 하다가 도망가서 못 돌아오는가?

이 대목에서 나는 깨닫고 말았다. '아~! 현실에서는 영화와 달리 주인공이 나 하나가 아니구나!' 하는 사실을. 그렇다. 나는 도망

갔지만 누군가는 남아서 복수를 하고 고수가 되는 거였다. 그리고 현실에서는 영화와 달리 사부도 여러 명이다. 세상에 고수는 많다. 한근태 박사의 《일생에 한 번은 고수를 만나라》와 《고수의 일침》을 읽어보면 잘 알 수 있다.

가장 소중한 단련의 기회는 바로 지금!

버티고 버텨서 관리자가 되면, 팀장이 되면, 임원이 되면, 대표가 되면 후배 직원들 모습에서 과거의 내 모습을 보게 된다. 고수가 되고 사부의 위치가 된 것이다. 회사에 쓸데없는 일이란 거의 없고, 있다 하더라도 회사가 이를 없애기 위해 얼마나 애를 쓰고 있는지 알게 된다. 옛날에 그렇게 불평했던 일의 적임자가 실은 본인이었고, 회사에서 그 일을 할 사람은 본인밖에 없었다는 사실을 깨닫게 된다. 그 일을 잘해내고 과분할 정도의 칭찬을 받아 기분이 좋았던 기억도 난다. 나 역시 사원, 대리 시절에 잘하던 일이 있었을 것이고 칭찬도 받았을 것이다. 그런데 그런 기억은 하나도 나지 않고 불평하고 잡생각을 하다가 도망가서 못 돌아간 것만 기억에 남아 있다. 아쉽다. 그 귀한 단련의 기회를 스스로 걷어차버렸으니.

다음은 얼마 전 내가 SNS에 올렸던 글이다. 일과 진로에 대한 생각이 담겨 있어 소개한다.

이직이나 창업을 희망하며 상담을 부탁해오는 후배들이 종종 있다. 들어보고 사실상 마음을 굳히고 통보·확인·위안 차원이면 굳이 다른 말을 하지 않는다. 괜한 논쟁(?)으로 인심만 잃는 경우도 있어서. 드물긴 하지만 진지하게 진짜 고민을 상담하는 후배에겐 나도 솔직하게 이야기해준다.

"지금 하찮게 생각되는 상황이, 상황이 바뀌면 만들 수도 얻을 수도 없는 그런 귀한 상황일 경우가 많더라. 한 호흡 쉬고, 열심히 부딪히고 단련해서 '귀하고 고맙게 느껴질 때가 되면' 그때 새로운 기회를 모색해도 괜찮지 않을까?"

천하의 근본은 수신

사서삼경의 하나인 《대학》에 이런 이야기가 있다

"사물의 본질을 꿰뚫은 후에 알게 된다. 알게 된 후에 뜻이 성실해진다. 성실해진 후에 마음이 바르게 된다. 마음이 바르게 된 후에 몸이 닦인다. 몸이 닦인 후에 집안이 바르게 된다. 집안이 바르게 된 후에 나라가 다스려진다. 나라가 다스려진 후에 천하가 태평해진다."

여기서 뒷부분인 '몸을 닦고, 집안을 바르게 하고, 나라를 다스리고, 천하를 태평하게 한다'만 떼어내서 흔히 말하는 '수신제가치국평천하(修身齊家治國平天下)'가 된 것이다.

나는 이번에 몸을 바꾸면서 메모장에 '수신제가'와 '치국평천하'를 적고 그 사이에 구분선을 넣은 다음 '치국평천하' 위에 두 줄을

쫙쫙 그었다. 생략 표시를 한 것이다. '치국평천하'보다 '수신제가'가 더 중요하다는 뜻이 아니다. 일단은 '수신하고 제가하는' 것에 집중하면서 '치국하고 평천하하는' 것은 적임자에게 힘을 실어주겠다는 마음이었다. 몸을 수양하는 것의 중요함을 깨달았으니 이제 시작이라는 것과 가족에게 사랑을 베풀고 질서를 세워 가장으로서의 소임을 다하는 것이 중요하다는 것, 이 두 가지를 깊이 깨달았다는 사실을 강조하고 싶었다.

세상을 바꾸고 싶다고?

한근태 박사는 《몸이 먼저다》에서 '몸이 당신을 말해준다'며 자기 몸 관리가 큰일의 출발점이어야 한다고 강조한다. 정치 지망생들한테 강의하러 갔다가 살 찌고, 얼굴색 안 좋고, 안 좋은 냄새까지 나는 분위기에 크게 실망했다고 하면서 다음과 같이 적었다.

"다들 자기관리와는 거리가 멀었다. 정치하려는 이유를 물었더니, 이 썩어빠진 세상을 확 바꾸고 싶기 때문이란다. 속으로 생각했다. '누가 누구를 바꿔. 당신들 관리나 잘하세요.' 이렇게 자기관리가 안 되는 사람들이 무슨 세상을 바꾸나. 정말 소가 웃을 일이다."

미국의 전 대통령 버락 오바마는 최초의 흑인 대통령으로 여러 면에서 사람들에게 좋은 평가를 받았지만, 헬스나 농구 등의 운동을 통한 철저한 자기관리로도 아주 유명했다. 오바마는 아무리 바빠도 매일 아침 체육관을 찾아 1시간 반 정도 근육운동과 유산소운동을 하는 습관만은 변함없이 지키고 있으며, 운동을 못하면 그 날은 최선을 다하지 못한 날로 생각했다고 한다. 이런 습관은 선거운동 기간에도, 선거 다음 날에도, 추수감사절에도, 당선 뒤 처음 백악관으로 떠나던 날에도 예외 없이 지켜졌다고 한다. 탄탄한 몸매의 그의 사진을 보면 우리나라 대통령, 국회의원, 정치인들은 둘째치고 나 자신부터 돌아보게 된다.

19대 대통령선거 유감

2017년 5월 9일 있었던 대통령선거 운동 기간에 후보들을 관심 있게 지켜보았다. 우리나라를 성공으로 이끌 수 있는 대통령을 뽑고 싶은 마음으로 공약을 확인하고 TV 토론을 시청했다. 그리고 한편으로 이번 기회에 '몸이 먼저다'라는 관점에서 평소에 운동 등 자기관리를 제대로 하고 있는 후보가 누구인지 찾아보고 싶기도 했다. 그런데 어려웠다. 운동의 중요성을 역설하거나 몸소 실천하는 후보를 만날 수가 없었다. 이는 현재의 우리 사회 분위기와 무관하지 않은 듯하다. 부모님과 선생님 모두 학생들에게 "운동은 나중에 대학에 가서 하면 된다. 공부가 먼저다"라고 가르치고 있지 않은가. 직장인들도 운동한다고 하면 "오~ 한가한가 봐? 일은 언제 해?"라며 빈정거리듯 말하지 않는가. 어쩔 수 없는 측면이 있겠지만, 나는 후보들이 '운동할 거 다 하면서 언제 정치해? 몸이야 보약 좀 챙겨먹으면 되지!'라고 생각하는 건 아니기를 바랐다. 만약 그렇게 생각한다면 그런 정치인이 이끌어갈 나라는 미래가 밝지 않을 것이다. 운동에 미온적이거나 부정적인 정서가 강한 사회 또한 건강한 발전을 이루기 어렵다.

앞에서 인용한 《대학》의 구절은 다음과 같이 끝을 맺는다.

"천자에서 평민에 이르기까지 한결같이 수신을 근본으로 삼는다."

누구나 평생 자신의 몸과 마음을 갈고 닦아야 한다는 뜻이다. 내 생각의 핵심을 꿰뚫고 있는 말이다. 바쁜 세상살이에 자기 몸 하나 돌볼 여유 없이 지친 우리지만, 모두 가슴 깊이 새기고 실천해야 할 가르침이 아닐까.

정리운동

운동을 마치고 나면 가볍게 달리기, 스트레칭 같은 정리운동으로 운동하면서 쌓인 젖산을 배출시키고 긴장했던 근육을 풀어주어야 한다. 그래야 몸이 운동의 효과를 제대로 흡수하여 내 것으로 만들고 부상 등의 부작용을 피할 수 있을 뿐 아니라 다음의 운동을 위한 컨디션을 유지할 수 있다.

정리운동 차원에서 간단히 지난 시간을 돌아보며 느끼는 점, 앞으로 해결하고 싶은 과제, 함께 나누고 싶은 일 등을 덧붙이려고 한다. 몸 만들기 성공 스토리를 되도록 많은 사람들과 함께 나눔으로써 사회에 기여하고 후배와 자녀 세대에게 보다 좋은 환경을 물려주고 싶은 마음이다.

보다 가벼운 세상을 위하여

배불뚝이 중년 남자가 몸짱이 되어 보디프로필 사진을 찍었다고 하니 많은 사람들이 그 비결을 물어왔다. 온라인을 통해서든 직접 만나서든 딱히 뭐라고 알려주기가 참 쉽지 않았다. 비결이 없는 것은 아니지만 딱 꼬집어 이야기하기도 어려웠다. 사람들은 대개 운동과 식단 조절은 어떻게 했는지 방법에 대해서만 궁금해하지 조금 더 근본적인 이치에 대해서는 별로 관심이 없다는 것을 경험으로 알고 있었기 때문이다. 그런 분들께 여유 있는 호흡으로 나의 경험담을 들려드리고 싶었다. 몸을 바꿔서 건강하고 멋진 삶을 즐기고 싶은 사람들에게 조금이라도 도움을 주고 싶었다. 운동과 식단 조절에 대해서는 전문가들이 써놓은 책들을 쉽게 찾을 수 있고, 트레이너의 도움을 받으면 충분히 해결할 수 있는 부분들이기 때문에 조금 다른 면에서 도움이 될 만한 경험담을 나누고 싶었다.

돌이켜보면 운동과 식단 조절을 본격적으로 하기 전에 이미 오랜 세월 다이어트 시도와 실패를 반복하면서 이미 시행착오와 공부를 많이 했던 것 같다. 결국 비행기의 항로가 일직선은 아니지만 결국은 목적지에 도착하는 것처럼, 도중에 왔다 갔다 하기는 했지만 간절하게 꿈꿨던 몸을 만들어낼 수 있었다. 짧지 않은 시간이었지만 지나고 보니 기초 작업을 튼튼히 해놓은 것 같아서 오히려 든든한 마음이다. 타고난 몸짱들은 알 수 없는 몸꽝의 아픔을 공감하고 대안을 알려줄 수 있게 되어 뿌듯한 마음이다. 이제 첫발을 내디뎠을 뿐이다.

〈중앙일보〉에 실린 '달리기, 팔굽혀펴기 많이 하는 학생일수록 행복'이라는 제하의 기사를 보면, 주 1회 이상 신체활동을 한 학생은 그렇지 않은 학생들에 비해 행복감을 느끼고 스트레스를 덜 느낄 확률이 높다고 한다. 즉, 한 주 동안 달리기, 농구, 축구처럼 숨이 차고 심장이 빠르게 뛰는 고강도 신체활동에 참여하는 일수가 많을수록, 아령 들기나 팔굽혀펴기와 같이 근육을 키우는 운동에 참여하는 일수가 많을수록 행복하고 스트레스가 낮다고 답한 경우가 많았다고 한다. 그러나 우리 청소년들의 운동시간은 경제협력기구(OECD) 회원국 평균보다 낮으며 주관적 행복지수는 세계 최

하위권에 머물러 있다.

한국이 낳은 불세출의 축구 스타 차범근 씨는 언론과의 인터뷰에서 "요즘 중·고등학교 체육시간이 점점 짧아지고 있는데, 선진국들이 청소년들의 체육활동에 많은 공을 들이는 것에 비교해볼 때 크게 우려된다. 건강한 체력이 없으면 공부든 다른 일이든 할 수가 없다. 건강은 만사의 기본이다. 육체가 건강하면 정신도 건강해진다. 심신이 단련되는 것이다"라고 강조했다. 오바마는 대학 시절 학업 성적이 안 좋고 마약까지 복용했던 학생이었다. 그러던 어느 날, 우연히 정신 건강은 몸 건강에서 시작된다는 말을 듣고 그날부터 매일 달리기를 시작하고 평생 운동하는 습관을 키워 대통령에까지 이르렀다고 한다. 그의 자서전 《내 아버지로부터의 꿈》에 나오는 내용이다.

나는 학교에 다닐 때 그렇게도 싫어했던 체력장 측정의 중요성을 인생의 후반전을 맞이할 때쯤 비로소 느끼게 되었다. 당장이라도 중·고등학교에 가서 학생들에게 팔굽혀펴기, 턱걸이를 시켜보고 싶다. 어떤 결과가 나올지 궁금하다. 보통 10대 후반이 육체적으로 전성기이고 20대부터 노화가 시작된다고 하는데, 인생의 전성기에 팔굽혀펴기, 턱걸이를 못하는 것은 말이 안 된다. 하지만 현실은 어떨까? 제대로 하는 학생이 얼마나 될까? 나의 예상은 부정적이다. 더 늦기 전에 학생들이 공부도 중요하지만 '몸이 먼저'라는 사실을 깨닫고 실천할 수 있도록 도와주어야 한다. 학생들은 원하고 있지만 어른들이 막고 있는 것일 수도 있다. 어른들부터 '몸이 먼저'라야 성공적인 사회생활, 직장생활을 할 수 있다는 사실을 깨닫고 실천해야 한다. 그러면 머지 않아 보다 가벼운 세상이 될 것이다.

함께 하실래요?

　2016년 6월부터 12월까지의 6개월은 나의 몸 만들기 시즌1로 계획했다. 시즌 몇까지 갈지는 모르겠지만 평생 수신(修身)에 힘쓰는 마음가짐으로 몸 관리를 게을리하지 않을 것이다. 그리고 시즌1은 일단 혼자 기초를 다졌지만 앞으로는 '보다 가벼운 세상을 위하여' 뜻이 맞는 사람들을 찾을 계획이다. 미국의 인기 강연 프로그램 TED의 캐치프레이즈는 '가치 있는 아이디어의 확산(Ideas worth spreading)'이다. '몸이 먼저다', '머리보다 몸이다' 또한 그런 멋진 아이디어라고 생각한다. 기회가 된다면 한창 자라는 어린아이들과 학생들이 몸의 소중함을 깨닫고 실천하며 몸을 단련할 기회를 가질 수 있도록 돕고 싶다.
　'몸이 먼저'라고 해서 반드시 식스팩과 울퉁불퉁한 근육을 가져야만 하는 것은 아니다. 몸짱은 아주 작은 한 부분이고 각자 취향에 따른 선택의 문제다. 하지만 몸이 건강한 상태로 제대로 기능하는 것은 선택의 문제가 아니다. 나중으로 미룰 수 있는 문제도 아니다. 상태와 기능이 제대로 돌아갈 수 있도록 관리하다 보면 어느 정도의 모양은 저절로 따라오는 것이다. 기회가 된다면 10대부터 90대까지, 100세 이상은 스페셜로 남녀노소 모두 참가하여 몸의 모양뿐 아니라 기능과 개성을 뽐낼 수 있는 축제 형식의 행사를 개최하고 싶다. 이런 행사가 활성화 된다면 생존수명 100세 시대를 넘어 건강수명 100세 시대도 맞이할 수 있지 않을까?

　뜻을 같이하는 사람들과 함께 멋진 생각과 경험들을 공유하고 싶다. 내가 한근태 박사에게 그랬던 것처럼 용기를 내어 나에게 연락해도 좋다. 미국의 사회학자 마크 그라노베터가 자신의 논문 〈약한 연결의 강한 힘〉에서 "직업이나 사업과 관련한 유용한 기회는 친한 친구나 가족이 아니라 별로 친하지 않은 사람들로부터 온다"고 말한 것처럼, 이 책을 읽고 도움을 받는 사람은 내 가족이나 가까운 지인들보다 '당신'처럼 나와 생면부지이거나 아주 약하게 연결되어 있는 사람일 가능성이 높다. 그라노베터는 "비슷한 관심사를 가지거나 경쟁 관계에 있는 경우에는 유용한 정보를 공유하기 힘들다"고 지적하며 잘 모르는 사람들과 자주 대화를 하고 교류를 할 필요가 있다고 조언했다(구본형변화경영연구소 '마음을 나누는 편지'에서 재인용).

나는 한근태 박사와 전혀 모르는 사이였다. 아니, 책을 통해 그의 존재를 알고 있었고 같은 대학교를 나왔으니 아주아주 약한 고리로 연결되어 있었다고 할 수도 있겠다. 내가 한 박사에게 그랬듯이 내 책을 읽고 있는 당신 또한 '몸이 먼저다', '머리보다 몸이다' 아이디어에 찬성하고 몸을 바꾸는 멋진 경험을 하고 연락해오길 기다린다. 자랑도 하고 제안도 했으면 한다. 이 책을 넘어서는 제3, 제4의 후속 작품을 기다린다. 일찌감치 깨달은 20대 후배가, 멋지게 삶을 변화시킨 여성분이, 노익장을 자랑하는 선배님이 바통을 이어받아 달려주길 바란다.

내가 그랬던 것보다 시간 낭비와 시행착오를 줄여주기 위해 웹사이트와 어플리케이션을 개발할 예정이다. 세상에 "몸이 먼저다!"라고 외치는 사람이 많아질수록 이 세상은 가벼워지고 더 건강한 세상이 될 것이라 확신한다.

"부디 꿈을 잊지 말기 바란다. 우리가 당신의 꿈을 응원한다!(Don't Forget Your Dreams! We Support Your Dreams!)"